民间

老偏方

韩世昌　编著

山东科学技术出版社

图书在版编目（CIP）数据

民间老偏方 / 韩世昌编著 . -- 济南：山东科学技术出版社，2019.1（2024.1 重印）
ISBN 978-7-5331-9719-3

Ⅰ . ① 民 … Ⅱ . ① 韩 … Ⅲ . ① 土 方 - 汇编 Ⅳ . ① R289.2

中国版本图书馆 CIP 数据核字 (2019) 第 006768 号

民间老偏方

MINJIAN LAOPIANFANG

责任编辑：徐日强
装帧设计：魏　然

主管单位：山东出版传媒股份有限公司
出 版 者：山东科学技术出版社
地址：济南市市中区舜耕路 517 号
邮编：250003　电话：（0531）82098088
网址：www.lkj.com.cn
电子邮件：sdkj@sdcbcm.com
发 行 者：山东科学技术出版社
地址：济南市市中区舜耕路 517 号
邮编：250003　电话：（0531）82098067
印 刷 者：北京时尚印佳彩色印刷有限公司
地址：北京市丰台区杨树庄 103 号乙
邮编：100070　电话：（010）68812775

规格：32开（140mm×203mm）
印张：10　字数：278 千
版次：2019年1月第1版　印次：2024年1月第3次印刷
定价：58.00元

序　言

　　"民间老偏方"是多年来流传于民间的那些用自然界的动植物、矿物质等，对某些病症进行治疗，经过验证，具有独特疗效的方剂。其伴随几千年的文化传承，在我国民间广泛流传，丰富多样，简单而又神奇的偏方、验方、秘方，不仅在常见病的治疗方面显示出了自身的优越性，还使一些疑难杂症患者有了康复的希望。

　　韩世昌同志是一位名老中医，行医四十多年，医德双馨，在国内外获得了多项荣誉。治疗病患无其数，深受患者的爱戴和好评。主治中医全科，尤其擅长颈椎、腰椎间盘疾病的治疗。目前，韩世昌在山东省菏泽市开发区"韩世昌椎间盘中医专科"门诊行医，其"韩氏化刺膏""韩氏化刺丸"被列为市非物质文化遗产。

　　本书是韩世昌数十年来，学习实践、民间搜集、经典整理的结晶，也是祖传、师传、社会流传的中医药瑰宝。中草药方治顽疾。此书内容丰富，条理清晰，通俗易懂，简便易行。其中用药物、食物取之广泛，疗效可观。本书是一部医务工作者可借鉴参考之书，也是一部普及实用性较强的好书。读者若用之得当，可防病治病。为此特向广大从医者和居民推荐（其中方剂中毒性较大的药物，应在专业人员的指导下使用）。谨此为序。

山东省菏泽市健康协会会长　李振亮

2018 年 8 月

前　言

　　在我国传统医学宝库中，独具特色的民间偏方验方，以其药源易得、使用方便、价格低廉、疗效显著、易学易用易推广的特点，历代流传不衰。这些灿若星河的偏方验方，虽来自民间，但无一不是我国劳动人民的智慧结晶，不仅对常见病、多发病疗效确切，对疑难杂症、危重急症也有奇效。所有这些，都是其代代相传、经久不衰的根本缘由。如把这些精粹的遗产发掘出来，将为人民群众的健康提供更加有力的保障。

　　为弘扬中国传统医学，传承中华民族宝贵文化遗产，笔者参考了大量的古今文献，特意收集大量独具特色的民间偏方验方，整理祖传、师传医疗经验，结合本人几十年的临床验证实践，择其精华汇编成册。为了方便广大读者放心选用书中所记的偏方验方，我们在选方的过程中，尽可能弃其糟粕，取其精华，多选用生活中常见的食材和药材构成，总结出来治疗疾病的"民间老偏方"奉献给读者。本书介绍的这些偏方验方如能合理地运用，对于一些常见病、多发病及疑难病会有很好的疗效，能使一些被疾病折磨得痛苦不堪的人，解除了病痛，恢复了健康。

　　在这里，我提醒读者，由于体质不同以及饮食习惯的不同，造成一部分偏方验方只针对一部分适合的人群，并不是每一个偏方验方都能适合每一个人，我们建议，在选用中药偏方验方的时候请在中医师的指导下服用。俗话说"小方治大病"，衷心希望本书所介绍的偏方验方能对您有所帮助。

志言：老牛自知夕阳晚　不用扬鞭自奋蹄
　　　编著民间老偏方　利国利民留世间
　　　韩卫宇恒思宇乐　留芳世人代代传

韩世昌

2017 年 8 月 28 日定稿菏泽（曹州府）

目　录

目 录

民间老偏方

第一章
呼吸内科常见疾病

第一节 感 冒

感冒是感受风邪，风邪袭表而导致的常见外感疾病，临床表现：鼻塞、流涕、喷嚏、咳嗽、头痛、恶寒、发热、全身不适、脉浮为其特征。

1. 青蒿

【配方】青蒿60克。

【用法】煎汁一碗，每日分2次服。

【功效】清热退蒸，解暑。治感冒。

2. 紫苏叶

【配方】紫苏叶9克。

【用法】煎汤热服一碗，盖被见汗即愈。

【功效】本方适用于秋冬感冒，恶寒发汗者。

3. 谷子

【配方】谷子30克。

【用法】谷子炒黄，煎汤顿服，盖被子取微汗。

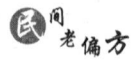

【功效】此方适于产后感冒。

4. 红糖姜枣汤

【配方】生姜 15 克，大枣 6 个，红糖 30 克。

【用法】将生姜洗净切片，红枣洗净、去核，水煎服。

【功效】生姜可以祛风散寒，治疗伤风咳嗽，多用于治疗感冒轻症，加红糖趁热服用，往往能出汗而解。也可用以预防感冒。

5. 荆芥紫苏叶生姜方

【配方】荆芥 10 克，紫苏叶 10 克，生姜 15 克，红糖 20 克。

【用法】水煎服。每日 2 次。

【功效】解表散风，理气宽胸。主治风寒感冒、头痛、咽痛。

第二节　流行性感冒

1. 贯众

【配方】贯众 9 克。

【用法】水煎服。连服 3 日。

【功效】清热解毒。可预防流行性感冒。

2. 板蓝根

【配方】板蓝根 18 克。

【用法】水煎服。连服 3 日。

【功效】清热解毒。可预防流行性感冒。

3. 葱白

【配方】葱白3根。

【用法】水煎服。连服3日。

【功效】解毒抑菌。可预防流行性感冒。

4. 葱白大蒜方

【配方】葱白250克，大蒜100克。

【用法】水煎服。每次一杯，每日3次。连服3日。

【功效】解毒抑菌，杀菌力强。可预防流行性感冒。

5. 大蒜

【配方】大蒜。

【用法】感冒流行时，每日吃大蒜头，也可用10%大蒜汁滴入鼻孔内，每日1次，每次2～3滴，连用2日。

【功效】杀菌力强。可预防流行性感冒。

6. 鲜鱼腥草

【配方】鲜鱼腥草60克，蜂蜜适量。

【用法】将鲜鱼腥草绞汁冲蜂蜜服，一日饮3～4次。

【功效】清热解毒。治流行性感冒。

7. 浮萍

【配方】浮萍9克。

【用法】浮萍研为细末，加白糖开水冲服。

【功效】解表透疹，行水消肿。治流行性感冒。

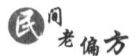

8. 大青叶

【配方】大青叶 30 克。

【用法】水煎 2 次，浓缩至 100 毫升。15 岁以上每次服 50 ~ 100 毫升，10 ~ 15 岁每次服 30 ~ 50 毫升，10 岁以下用量酌减。每 3 小时 1 次，连服 5 ~ 7 日。

【功效】清热解毒。治流行性感冒。

9. 白杨树皮

【配方】白杨树皮 100 克，

【用法】水煎，每日代茶饮。

【功效】清热解毒。治流行性感冒。

10. 生姜青蒜菜红糖方

【配方】生姜片 20 克，青蒜菜 20 克，红糖 50 克。

【用法】水煎服。睡前 1 次服下，连服 3 ~ 6 日。

【功效】散寒解表，通阳散结。治流行性感冒。

第三节　咳　嗽

咳嗽是肺气上逆作声，咳吐痰液的临床症状，又称咳逆。古人将有声无痰者称为咳，有痰无声者称为嗽。

1. 向日葵花盘

【配方】向日葵花盘（去籽）100 克。

【用法】向日葵花盘，加冰糖炖服。

【功效】清热散风，利肺镇咳。治咳嗽。

2. 隔年陈向日葵茎方

【配方】隔年陈向日葵茎 15 克。

【用法】水煎服。

【功效】治老年咳嗽。

3. 枇杷叶

【配方】枇杷叶（去毛，蜜炙）10 ~ 15 克。

【用法】水煎，以茶为引送服。

【功效】润肺止咳化痰。治咳嗽。

4. 丝瓜花蜂蜜方

【配方】丝瓜花 10 克，蜂蜜适量。

【用法】将丝瓜花放入瓷杯内，以沸水冲泡，加盖温浸 10 分钟，再调入蜂蜜，趁热顿服，每日 3 次。

【功效】清热解毒，止咳平喘。治咳嗽。

5. 白萝卜胡椒方

【配方】白萝卜 1 个，白胡椒 5 粒，生姜 3 片，陈皮 9 克。

【用法】加水共煎 30 分钟，每日饮汤 2 次。

【功效】降气祛痰消食，温中下气，止咳祛痰涎。治咳嗽。

6. 豆浆

【配方】黄豆适量，冰糖适量。

【用法】黄豆浸泡磨汁，煮沸后加冰糖饮用。每日清晨空腹饮 1 碗。

【功效】清肺止咳化痰。治肺热咳嗽。

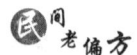

7. 白果冰糖方

【配方】白果 9 克，冰糖 6 克。

【用法】先将白果捣碎成末，用少量水浸泡，再放入冰糖，蒸熟，晚上睡前服用，每日 1 次，坚持服用 1 个月。

【功效】敛肺气定喘咳。治干咳。

8. 鲜梨贝母末白糖方

【配方】鲜梨 500 克，贝母末 6 克，白糖 30 克。

【用法】将梨去皮剖开，去核，把贝母末及白糖填入，合起放在碗内蒸熟，早晚分食。

【功效】生津止渴，润肺清热，止咳化痰。用治肺痈、咳嗽，症见胸痛、寒战、咳嗽、发热、口干、咽燥、咳黄腥臭痰或脓血痰等。

9. 罗汉果

【配方】罗汉果适量。

【用法】罗汉果洗干净，把外壳挖破，连皮带瓤一起放在水杯中加开水浸泡。泡出的水呈红褐色，略有甜味，口感很好。喝完续水，每日饮数次。

【功效】1 日后咳嗽大为减轻，往往 2 日后会治愈了。

10. 红糖鲜姜红枣汤

【配方】红糖 30 克，鲜姜 15 克，红枣 30 克。

【用法】锅中加 3 碗水，加入红糖、鲜姜、红枣煎至过半，顿服，服后出微汗即可痊愈。

【功效】祛风散寒。治伤风咳嗽，胃寒刺痛，产后受寒腹泻，恶心等。

第四节　哮　喘

1. 五味子鸡蛋方

【配方】五味子 250 克，鸡蛋 7 个。

【用法】将五味子浓煎取汁，待药汁凉后再放入鸡蛋浸泡 7 日。每日取出 1 枚鸡蛋蒸食，可连续服用 1 个月。

【功效】敛肺滋肾，滋阴润燥。治哮喘。

2. 地龙桑白皮方

【配方】地龙 100 克，桑白皮 150 克。

【用法】将地龙、桑白皮炒成焦黄色，共研成末，每服 6 克，日服 3 次。

【功效】本方适用于痰黄而黏的哮喘者。

【禁忌】忌食辛辣食物。

3. 白果仁麻黄甘草方

【配方】白果仁 6 克，麻黄 5 克，甘草 6 克。

【用法】水煎服。每日 1 剂。

【功效】适用于支气管哮喘急性期。

4. 罗汉果柿饼冰糖方

【配方】罗汉果半个，柿饼 2～3 个，冰糖少许。

【用法】将罗汉果洗净，与柿饼一起加清水二碗半煎至一碗半，加冰糖少许调味，去渣。每日分 3 次饮用。

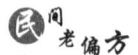

【功效】清热润肺止咳，生津止渴，健脾化痰。治哮喘。

5. 薄荷橘皮紫苏汤

【配方】薄荷 10 克，橘皮 10 克，紫苏 10 克。

【用法】水煎服。每日 2 次。

【功效】本方适用于外感风寒引起的咳嗽气喘。

第五节　支气管炎

支气管炎是儿童常见呼吸道疾病，患病率高，一年四季均可发生，冬春季达高峰。当患支气管炎时，小儿常常有不同程度的发热、咳嗽、食欲减退或伴呕吐、腹泻等症状，较小儿童还可能有喘憋、喘息等毛细支气管炎表现。尽管有少数患儿可能发展成为支气管肺炎，但大多数患儿病情较轻。

1. 黄芩郁金汤

【配方】黄芩 10 克，郁金 8 克。

【用法】水煎服。每日 1 剂。

【功效】清热燥湿，行气解郁。治支气管炎。

2. 桑白皮枇杷叶方

【配方】桑白皮 12 克，枇杷叶 12 克。

【用法】水煎服。每日 1 剂。

【功效】能清肺降气，止咳平喘。适用于风热型急性支气管炎。

3. 款冬花紫菀茶叶方

【配方】款冬花 6 克，紫菀 6 克，茶叶 3 克。

【用法】用开水冲泡，每日代茶饮。

【功效】止咳化痰平喘。治支气管炎。

4. 杏仁麻黄生甘草汤

【配方】杏仁 9 克，麻黄 6 克，生甘草 3 克。

【用法】水煎服。每日 1 剂。

【功效】清热化痰，祛痰止咳，润肺散结。可治急性支气管炎。

5. 陈皮海藻方

【配方】陈皮 20 克，海藻 15 克。

【用法】水煎 2 次混合，每 3 小时服 1 次，每剂分 4 次服完。

【功效】燥湿清热化痰，润肺散结。治疗支气管炎。

6. 杏仁冰糖方

【配方】杏仁、冰糖等量。

【用法】将杏仁捣碎，与等量冰糖拌匀，加水煎熬成糖汁，早晚各服 9 克，10 日为 1 个疗程。

【功效】镇咳化痰，润肺下气。治疗支气管炎。

7. 川贝母粳米方

【配方】川贝母粉 6 克，粳米 50 克，砂糖适量。

【用法】以淘洗净的粳米与砂糖共煮粥，粥将成时，加入川贝母粉再煮沸二三次即成。

【功效】润肺化痰，止咳祛痰，养脾胃。治支气管炎。

8. 百合方

【配方】百合干品 30 克或新鲜百合 60～100 克，粳米 100 克，

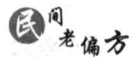

蜂蜜 30 克。

【用法】共煮成粥，粥将成时加入蜂蜜温服。

【功效】润肺止咳。治疗支气管炎。

9. 紫苏子方

【配方】紫苏子 20 克，粳米 75 克，冰糖适量。

【用法】苏子捣成泥状，水煎 10 分钟。去渣，加入粳米、冰糖同煮为粥食。

【功效】止咳化痰，降气平喘。治疗支气管炎。

10. 枇杷叶方

【配方】枇杷叶（去毛、蜜炙）15 ~ 25 克。

【用法】水煎代茶饮。每日 1 剂。

【功效】止咳化痰。治疗支气管炎。

第六节　肺结核

1. 百合瘦猪肉汤

【配方】百合 50 克，瘦猪肉 200 克，盐少许。

【用法】先将猪肉洗净切块，与百合加水同煮至烂熟后，食盐调味，顿服。

【功效】清热润肺，宁心安神。适用于神经衰弱之失眠；肺结核之低热、干咳、气促等。

2. 地骨皮老鸭汤

【配方】老鸭 1 只，地骨皮 20 克，生姜 3 片，调料适量。

【用法】将老鸭去毛杂、洗净、切块，余药布包同入锅中。加清水适量同煮至老鸭熟后去药包，调味服食。

【功效】滋阴润肺，凉血止咳。适用于肺结核之肺阴亏损。症见干咳，咳声短促，痰中有时带血，手足心热等。

3. 猪肺白及薏苡仁方

【配方】猪肺1具，白及15克，薏苡仁30克。

【用法】将白及、薏苡仁研末备用。取猪肺洗净切块，文火煮后，取猪肺块蘸白及、薏苡仁散服食。每日1剂。

【功效】利湿清热止血。适用于肺结核湿热犯肺，损伤肺络所致的咳嗽、咯血等。

4. 浮小麦羊肚汤

【配方】浮小麦30克，羊肚150克，白糖适量。

【用法】先将羊肚洗净，与浮小麦加水同煮，至羊肚熟后去渣取汁，加白糖适量饮服。每日1剂，连续5～10日。羊肚可取出佐餐服食。

【功效】益气敛汗，清退虚热。适用于肺结核所致的阴虚盗汗，五心烦热，失眠多梦，形体消瘦。

5. 牛乳大米大枣方

【配方】牛乳100克，大米50克，大枣10枚，白糖适量。

【用法】将大枣去核备用。先取大米淘净，加清水适量煮粥。待沸后下大枣，煮至粥熟。纳入牛乳、白糖，再煮一二沸即成。

【功效】健脾益气。适用于肺脾气虚所致的肺结核。

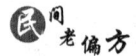

第七节 肺 炎

1. 鱼腥草方

【配方】鱼腥草 60 克或鲜鱼腥草 100 克。

【用法】水煎服。每日 1 剂, 3 次分服。

【功效】清热解毒, 利尿消肿。治疗肺炎急性期。

2. 生石膏射干五味子方

【配方】生石膏 30 克, 射干 10 克, 五味子 10 克, 桂枝 10 克, 半夏 10 克, 细辛 3 克, 麻黄 3 克。

【用法】水煎服。每日 1 剂, 3 次分服。

【功效】清热降火, 除烦止渴, 解毒。用于病毒性肺炎喘促明显者。

3. 鸡苦胆汤

【配方】新鲜鸡苦胆 1 个, 白糖适量。

【用法】新鲜鸡苦胆 1 个剪开, 挤出胆汁。每个加水 100 毫升及白糖适量, 用文火煎。分早晚空腹各服 1 次, 连喝 5 日。

【功效】清肺止咳平喘。可用于哮喘性肺炎。

4. 苏子粥

【配方】紫苏子 15 ~ 20 克, 粳米 50 ~ 100 克。

【用法】苏子捣烂如泥, 用水煮取浓汁去渣。加入粳米、冰糖适量同煮成粥, 早晚温热服食。

【功效】下气消痰, 润肺止咳平喘。用于肺炎之咳嗽气喘者。

5. 鱼腥草鸭跖草半枝莲方

【配方】鱼腥草 30 克，鸭跖草 30 克，半枝莲 30 克。

【用法】水煎服。每日 1～2 剂。

【功效】清热解毒，利水消肿。治肺炎。

第八节　肺气肿

1. 核桃仁补骨汤

【配方】核桃仁 30 克，补骨脂 10 克。

【用法】将核桃仁与补骨脂一起加水煎煮约半小时，取汁，加适量红糖，分 2 次早晚温服。

【功效】补肾壮阳，敛肺定喘。治肺气肿。

2. 鸡蛋蟾蜍方

【配方】鸡蛋 1 个，蟾蜍 1 只。

【用法】将鸡蛋放入蟾蜍腹中，外包黄泥封固，在火中煨熟，吃蛋。每日 1 个。

【功效】补肺气。治久咳，对治疗肺气肿有较好疗效。

3. 杏仁梨方

【配方】杏仁 6 克，梨 1 个。

【用法】将梨洗净切下小块，掏心去种子。把杏仁捣碎装入后再盖上切下的小块，加水煮熟或炖熟。吃梨喝汤，每晚 1 次。

【功效】止咳平喘，润肺清热，生津化痰。治肺气肿有较好疗效。

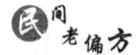

4. 核桃仁萝卜子糖

【配方】核桃仁 50 克，萝卜子 10 克（研粉），冰糖 10 克。

【用法】将冰糖先熬化，再加入上药拌匀，制成糖块。每日时时含化。

【功效】补肾平喘。适用于肾虚久喘之肺气肿。症见咳喘日久，短气息促而难以接续，动则大甚，伴有腰膝酸软，脉微细。

5. 人参山药苏子汤

【配方】人参 10 克，山药 30 克，紫苏子 10 克，白芥子 9 克，莱菔子 10 克。

【用法】水煎服。每日 1 剂，日服 2 次。

【功效】扶正祛邪，降气化痰。适用于痰涎壅盛所致的肺气肿。

6. 山萸肉五味子补骨脂汤

【配方】山萸肉 9 克，五味子 9 克，补骨脂 9 克，熟地黄 9 克，核桃肉 9 克，肉桂 3 克。

【用法】水煎服。每日 1 剂，日服 2 次。

【功效】补肾纳气。适用于肾衰所致的肺气肿。

7. 黄芪茯苓白术乳鸽方

【配方】黄芪 30 克，茯苓 30 克，白术 20 克，乳鸽 1 只。

【用法】将乳鸽去毛和内脏后放入炖盅内。加适量水，再加入黄芪、茯苓、白术置于蒸锅内。隔水炖熟，加少许食盐、味精。在正餐时食用，每日 1 次。

【功效】益肺止喘。适用于肺虚所致肺气肿。症见喘促、气短不足以息、语气乏力。

8. 瓜蒌仁黄芩半夏汤

【配方】金银花15克，瓜蒌仁9克，黄芩9克，半夏9克，橘皮9克，杏仁9克，枳实9克，姜竹茹9克。

【用法】水煎服。每日1剂，早晚两次分服。

【功效】清肺化痰。用于痰热所致的肺气肿。

9. 苏子半夏厚朴汤

【配方】紫苏子9克，半夏9克，厚朴9克，当归9克，前胡9克，杏仁9克，陈皮9克，沉香3克，肉桂3克。

【用法】水煎服。每日1剂，日服2次。

【功效】除痰降气。适用于肺气肿。

10. 党参黄芪白芥子汤

【配方】党参10克，黄芪9克，白芥子12克，白术12克，茯苓10克，半夏6克，陈皮12克，紫苏子9克，莱菔子9克，甘草6克，大枣10枚。

【用法】水煎服。每口1剂，日服2次。

【功效】健脾益气，化痰平喘。适用于脾虚所致肺气肿。症见喘促，气短不足以息，语言无力，痰多质稀，四肢倦怠，食少腹胀，大便稀溏。

第九节　胸膜炎

1. 万年青根方

【配方】万年青根干品15克，鲜者30克。

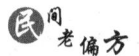

【用法】水煎服。每日 1 剂，饭前 20 分钟服，每日 3 次，连服多日。

【功效】强心利尿，清热解毒。治胸膜炎。

2. 大黄芒硝方

【配方】大黄 9 克，芒硝 9 克，甘遂 3 克。

【用法】将上药水煎，分早晚 2 次服，每日 1 剂。

【功效】用此方治疗结核性渗出性胸膜炎患者 6 例，疗效满意。其中 4 例少量胸水患者服 1～3 剂后，胸水消失。余 2 例服 6～9 剂，胸水消失。其他症状如发热、胸痛、盗汗、舌燥而渴、气短、头痛、恶寒等也随之消失。药后除出现腹泻外，无其他副作用。所治 6 例，均未采用西药。经随访 2 年，未见复发。

3. 薏苡仁瓜蒌茯苓汤

【配方】薏苡仁 30 克，瓜蒌 15 克，茯苓 15 克，路路通 10 克，赤芍 15 克，旋覆花 10 克，紫苏子 10 克，杏仁 10 克，半夏 10 克，香附 10 克，枳壳 10 克，陈皮 10 克，制乳香 6 克，制没药 6 克。

【用法】水煎服。每日 1 剂。

【功效】化痰活血，理气和络。治疗胸膜炎。症见胸痛胸闷，呼吸不畅。迁延经久不愈，舌紫暗，苔白，脉弦者。

4. 人参麦冬大枣猪心方

【配方】人参 5 克，麦冬 15 克，大枣 3 枚，猪心 80～100 克。

【用法】共入瓦罐内炖熟，加油盐调味食喝汤。

【功效】主治心气阴两虚型心功能不全及胸膜炎。

5. 瓜蒌猫爪草柴胡汤

【配方】 瓜蒌 30 克，猫爪草 30 克，柴胡 15 克，赤芍 15 克，白芍 15 克，黄芩 10 克，半夏 10 克，枳壳 10 克，桔梗 10 克，桑白皮 10 克，甘草 6 克。

【用法】 水煎服。每日 1 剂。

【功效】 和解清热，理气通络。治胸膜炎。症见邪犯胸肺，恶寒发热，咳嗽痰少，胸胁刺痛，口苦咽干，舌红，苔薄，脉弦数者。

6. 沙参麦冬玉竹汤

【配方】 沙参 15 克，麦冬 15 克，玉竹 15 克，花粉 15 克，太子参 12 克，百部 15 克，桑白皮 10 克，地骨皮 10 克，银柴胡 10 克，郁金 10 克，杏仁 10 克，川贝粉 6 克（冲服）。

【用法】 水煎服。每日 1 剂。

【功效】 滋阴清热。治胸膜炎。症见阴虚内热，呛咳少痰，口干咽燥，潮热盗汗，五心烦热，颧红，形体消瘦者。

7. 薏苡仁甘草方

【配方】 薏苡仁 30 克，甘草 3 克。

【用法】 薏苡仁连皮带仁捣碎，加甘草，水煎。代茶饮。

【功效】 排脓消肿。治胸膜炎。

8. 党参黄芪炒白术汤

【配方】 党参 10 克，黄芪 15 克，炒白术 10 克，当归 10 克，茯苓 10 克，茯神 10 克，远志 6 克，薤白 6 克，桂枝 6 克，炙甘草 6 克。

【用法】 上药先用清水浸泡半小时，煎煮 2 次药液对匀。2 次分

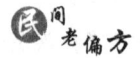

服，每日 1 剂。

【功效】补益心脾。治心脾两虚、阳气亏虚型病毒性胸膜炎。症见气短纳差，面色苍白，肢冷多汗，便溏，心率慢，心电图检查有房室传导阻滞或束支传导阻滞等。

9. 黄连黄芩黄柏炙黄芪汤

【配方】黄连 3 克，黄芩 9 克，黄柏 6 克，炙黄芪 12 克，党参 12 克，地黄 20 克，当归 9 克，麦冬 12 克，五味子 3 克，炙甘草 9 克，琥珀粉 1.5 克（冲服）。

【用法】水煎服。2 次分服，每日 1 剂。

【功效】治病毒性胸膜炎急性期。

10. 当归天花粉瓜蒌皮汤

【配方】当归 30 克，天花粉 30 克，瓜蒌皮 30 克，夏枯草 15 克，鱼腥草 15 克，蒲公英 15 克，白芥子 10 克，茜草 10 克，栀子 10 克，延胡索 10 克，丹参 10 克，桃仁 10 克，炒枳壳 6 克，青皮 6 克，制乳香 6 克，降香 6 克，炮山甲 6 克，川楝子 6 克，柴胡 6 克。

【用法】每日 1 剂，水煎 3 次。3 次分服，30 剂为 1 个疗程。

【功效】清热解毒，下气宽胸。治胸膜炎。

第二章
心内科常见疾病

第一节　高血压

中医没有高血压的概念及病名，根据高血压的临床表现，本病属中医学的"眩晕""头痛"等范畴。

1. 西瓜翠衣茶

【配方】西瓜翠衣 12 克，草决明 9 克。

【用法】削取西瓜外层绿皮，即得西瓜翠衣。水煎代茶饮，每日1 剂。

【功效】泻热除烦，降低血压。治高血压。

2. 荞麦藕节汤

【配方】荞麦茎叶 60 克，藕节 30 克。

【用法】水煎服。每日 1 剂。

【功效】凉血化瘀。长期服用可防治高血压。

3. 山楂荷叶茶

【配方】山楂 25 克，荷叶 10 克。

【用法】水煎代茶饮。每日 1 剂。

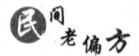

【功效】降压降脂。治高血压。

4. 干花生叶方

【配方】干花生叶40克。

【用法】水煎服。早晚各服1次。

【功效】收敛降压。治高血压。

5. 鲜葫芦汁

【配方】鲜葫芦、蜂蜜各适量。

【用法】将鲜葫芦捣烂绞取其汁水，以蜂蜜调匀。每次服用半杯至一杯，每日2次。

【功效】除烦降压。治高血压引起的烦热口渴症。

6. 向日葵叶汤

【配方】向日葵叶30克（鲜品用60克）。

【用法】将向日葵叶煎浓汤，早晚各服用1次，连服7日。

【功效】降低血压。用治高血压。

7. 海带根

【配方】海带根适量。

【用法】将海带根晒干粉碎为末，每次服6～12克，每日1～2次，温水送服。

【功效】清热利水，祛脂降压。治高血压。

8. 菊花槐花绿茶

【配方】菊花6克，槐花6克，绿茶3克。

【用法】以沸水沏，待浓后频频饮用，平时可当茶饮。

【功效】清热散风。治高血压引起的头晕、头痛。

9. 玉米须方

【配方】玉米须 60 克。

【用法】将玉米须晒干洗净加水煎，每日饮 3 次。

【功效】降压利水。用治高血压。

10. 芹菜大枣汤

【配方】鲜芹菜（下段茎）60 克，大枣 30 克。

【用法】水煎服。日服 2 次，连服 1 个月。

【功效】有降血压和降低胆固醇作用。用治高血压、冠心病、胆固醇过高等病症。

第二节　低血压

1. 五味子茯苓甘草汤

【配方】五味子 12 克，茯苓 12 克，甘草 12 克。

【用法】水煎服。每日 1 剂，分 2 次服或开水冲泡代茶饮。

【功效】服药 3 ~ 10 天后，血压可平均上升 20 ~ 30 毫米汞柱。

2. 人参莲子冰糖汤

【配方】人参 10 克，莲子 10 克，冰糖 30 克。

【用法】隔水蒸熟，吃莲肉喝汤。

【功效】大补元气，补脾养心。治低血压。

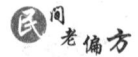

3. 五味子肉桂桂枝甘草汤

【配方】五味子 25 克，肉桂 15 克，桂枝 15 克，甘草 15 克。

【用法】水煎服。每日 1 剂，分早晚 2 次服。当血压回升到症状消失后，继续服药 4 日以巩固疗效。

【功效】敛肺滋肾生津，温中补阳。治低血压。

4. 沙参红枣生熟地黄方

【配方】沙参 15 克，红枣 20 克，生地黄 10 克，熟地黄 10 克。

【用法】加水适量用炖隔水蒸 3 小时后，加蜂蜜适量。每日分 2 次吃完，连服 15 日。

【功效】滋阴清热，养胃生津。治低血压。

5. 当归黄芪红枣鸡蛋方

【配方】当归 50 克，黄芪 50 克，红枣 50 克，鸡蛋 4 个。

【用法】同煮熟吃蛋喝汤，每日早晚各 1 次，空腹吃。

【功效】补血和血补气，升阳。治低血压。

第三节 贫 血

贫血在中医学属"虚证"范畴，虚证常见有血虚、气虚、阴虚、阳虚等。

1. 猪肝菠菜方

【配方】猪肝 150 克，菠菜适量。

【用法】猪肝洗净切片与淀粉、盐、酱油、味精适量调匀，放入油锅内与焯过的菠菜炒熟食。

【功效】有补铁作用。适用于缺铁性贫血。

2. 首乌红枣粳米粥

【配方】制何首乌60克，红枣6枚，粳米100克。

【用法】先以制何首乌煎取浓汁去渣，加入红枣和粳米煮粥将熟时放入红糖适量。再煮一二沸即可热温服。

【功效】补肝益肾，养血补虚。治贫血。

【禁忌】首乌煎汤煮粥时需用砂锅或搪瓷锅。首乌忌铁器。

3. 新鲜羊骨粳米粥

【配方】新鲜羊骨1 000克，粳米200克。

【用法】羊骨洗净捶碎，加水熬汤去渣后。加入粳米共煮成粥食用时中适量调味温服，10~15日为1个疗程。

【功效】补肾壮骨。治贫血。

4. 糯米薏苡仁红枣粥

【配方】糙糯米100克，薏苡仁50克，红枣15枚。

【用法】同煮成粥。食用时加适量白糖。

【功效】滋阴补血。治贫血。

5. 龙眼肉红枣粳米粥

【配方】龙眼肉15克，红枣6枚，粳米100克。

【用法】同煮成粥，热温服。

【功效】养心补脾，滋补强壮。治贫血。

6. 鲜藕大枣红糖粳米粥

【配方】鲜藕100克，大枣8枚，红糖30克，粳米60克。

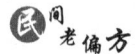

【用法】加适量水煮粥，常煮粥服。

【功效】补气养血。治贫血。

7. 莲子桂圆肉红枣

【配方】莲子30克，桂圆肉30克，红枣20克，冰糖适量。

【用法】莲子去皮去芯，与桂圆肉、红枣同煮，至莲子酥烂加冰糖调味，睡前服用每周1~2次。

【功效】补心血，健脾胃。适用于症见贫血乏力、神经衰弱、心悸、健忘、睡眠不安的贫血。

8. 鸡蛋黄

【配方】鸡蛋2个。

【用法】取鸡蛋黄打散。水煮开先加盐少许，加入蛋黄煮熟，每日饮服2次。

【功效】补铁。适用于缺铁性贫血。

9. 鸡蛋三七粉方

【配方】鸡蛋1枚，三七粉5克。

【用法】鸡蛋打散，加入三七粉搅匀。炖熟食用，日服1次。

【功效】补血生血。主治虚寒性贫血症。

10. 童子鸡三七粉方

【配方】童子鸡1只，三七粉15克。

【用法】取童子鸡去内脏，将三七粉撒入鸡腹内。加入适量清水或黄酒，文火炖烂。饮汤食肉，日分2~3次食完。

【功效】温中益气，补虚填精，健脾胃，活血脉，强筋骨。治贫血。

第四节　冠状动脉粥样硬化性心脏病

典型冠状动脉粥样硬化性心脏病患者常会有胸痛（胸口像有块石头压着似的压榨性疼痛，压迫紧束感），向左肩、左上肢放射，严重时有"濒死感"。部分患者有头晕、气短、心悸、心律失常，有的还会突然昏倒。少数冠心病患者症状常表现不典型或无明显的临床症状，医生也易误诊。

1. 麦冬生地茶

【配方】麦冬 30 克，生地黄 30 克。

【用法】水煎，代茶饮服。

【功效】不仅有明显的清热养阴生津作用，而且能补气养心，有助于改善心肌营养，提高心肌耐缺氧能力。治疗冠状动脉粥样硬化性心脏病。

2. 蜂蜜首乌丹参汤

【配方】蜂蜜 25 克，何首乌 25 克，丹参 25 克。

【用法】先将两味中药水煎去渣取汁，再调入蜂蜜拌匀。每日 1 剂。

【功效】益气补气，强心安神。治冠状动脉粥样硬化性心脏病。

3. 香菇大枣方

【配方】香菇 50 克，大枣 10 枚。

【用法】先将两味水煎去渣取汁，再调入蜂蜜拌匀。每日 1 剂。

【功效】益气补气，强心安神。治冠状动脉粥样硬化性心脏病。

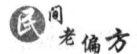

4. 银耳黑木耳冰糖方

【配方】银耳 10 克，黑木耳 10 克，冰糖适量。

【用法】将银耳、黑木耳用温水泡发并洗净，放入碗中加水和冰糖。隔水蒸 1 小时，分数次食用。

【功效】益气强身，润燥生津养阴。治冠状动脉粥样硬化性心脏病。

5. 香菇大枣方

【配方】香菇 50 克，大枣 10 枚。

【用法】共煮汤食用，每日 1 次，可常食用。

【功效】对冠状动脉粥样硬化性心脏病、动脉硬化、高血压等心血管疾病具有一定的预防和治疗功效。

6. 白扁豆韭菜山楂方

【配方】白扁豆 20 克，韭菜 30 克，山楂 30 克，白糖适量。

【用法】共加水煎熟，用白糖调味服食。每日 1 剂，可常服。

【功效】补血和血，补气生阳。治低血压及冠状动脉粥样硬化性心脏病。

7. 人参大枣汤

【配方】人参 10 克（切片），大枣 50 克。

【用法】水煎服。每日 1 剂。

【功效】大补元气，益气生津，养血宁神。治疗冠状动脉粥样硬化性心脏病。

8. 草决明生山楂菊花方

【配方】草决明 15 克，生山楂 10 克，菊花 5 克。

【用法】将上 3 味放入保温杯内，冲入沸水加盖焖 30 分钟。代茶饮用，每日 1 剂。

【功效】疏风清热，养血平肝。治疗冠状动脉粥样硬化性心脏病、心绞痛及高血压病。

9. 银杏叶

【配方】干银杏叶 5 克（鲜品 10 克）。

【用法】将银杏叶揉碎放入保温杯中，冲入沸水加盖焖 30 分钟。代茶饮用，每日 1～2 剂。

【功效】益心敛肺，化湿止泻。用于治疗冠状动脉粥样硬化性心脏病、心绞痛等。

10. 山楂金银花方

【配方】山楂 25 克，金银花 25 克。

【用法】水煎服。每日 1 剂，2 次分服。

【功效】清热解毒，活血化瘀。用于治疗冠状动脉粥样硬化性心脏病。

11. 花生壳绿豆方

【配方】花生壳 30 克，绿豆 15 克。

【用法】煎一碗汤服下，每日 2 次，连服半个月。

【功效】有抑制心肌减慢心率，扩张小动脉，改善微循环等作用。治疗冠状动脉粥样硬化性心脏病。

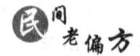

第五节　心绞痛

心绞痛是一种由冠状动脉供血不足，心肌急剧和暂时的缺血与缺氧而导致阵发性前胸压榨感或疼痛为特点的临床症候。本病的发作多在劳累、激动、受寒、饱食、吸烟时。发作时心电图有心肌缺血等表现。

1. 栀子桃仁外用

【配方】栀子 12 克，桃仁 12 克，炼蜜 30 克。

【用法】将两味中药研末，加蜜调成糊状。把糊状药摊敷在心前区，纱布敷盖。第一周每 3 日换药 1 次，以后每周换药 1 次，6 次为 1 个疗程。

【功效】破瘀行血，外用能消肿止痛。主治心绞痛。

2. 延胡索五灵脂方

【配方】延胡索 30 克，五灵脂 30 克，草果 20 克，没药 20 克。

【用法】共为末，每日 2 次，每服 6～9 克。

【功效】活血散瘀，利气止痛。主治心绞痛。

3. 瓜蒌皮薤白方

【配方】瓜蒌皮 30 克，薤白 30 克，延胡索 30 克，五灵脂 30 克，草果 20 克，没药 15 克。

【用法】共为末，每日 2 次，每服 6～9 克。

【功效】活血散瘀，利气止痛。主治心绞痛。

4. 香蕉蜂蜜方

【配方】香蕉 50 克，蜂蜜少许。

【用法】将香蕉去皮研碎，加入等量的茶水中，加蜂蜜调匀当茶饮。每日频繁饮用。

【功效】缓痛。主治心绞痛。

5. 银杏叶

【配方】银杏叶 10 克。

【用法】将银杏叶洗净切碎，开水焖泡半小时。每日 1 次，代茶饮。

【功效】活血化瘀止痛。主治心绞痛。

第六节　动脉硬化

1. 生花生米生大蒜老陈醋方

【配方】生花生米 500 克，剥皮生大蒜 250 克，老陈醋 1 000 毫升。

【用法】将上 3 味放置在一个容器内，浸泡 10 日左右后便可服用。每日三餐后用剩余的菜汤（蔬菜汤更佳）2 匙，再兑入浸泡的陈醋 1 匙服用。浸泡的陈醋用完，可以再加入陈醋，反复加二三次后，再换底料花生米和大蒜。这个方法虽然简单，但应该注意的是，必须长期坚持。

【功效】活血化瘀，降血脂。对动脉硬化具有明显的作用。

2. 生白萝卜米醋方

【配方】生白萝卜 250 克，米醋适量。

【用法】将萝卜洗净，切成小薄片放入调料加入米醋，浸泡 4 小

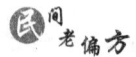

时左右佐餐食，每日 2 次。

【功效】活血化瘀。治疗动脉硬化。

3. 海藻

【配方】海藻 15 克。

【用法】水煎服。

【功效】活血化瘀。治疗动脉硬化。

4. 黑木耳豆腐方

【配方】黑木耳 10 克，豆腐 60 克。

【用法】煎炒食用，每日 2 次。

【功效】活血化瘀。治疗动脉硬化。

5. 菊花金银花山楂桑叶方

【配方】菊花 15 克，金银花 15 克，山楂 15 克，桑叶 10 克。

【用法】水煎代茶饮，可常饮。

【功效】活血化瘀。治疗动脉硬化。

6. 陈葫芦茶叶方

【配方】陈葫芦 15 克，茶叶 3 克。

【用法】将陈葫芦和茶叶，一同研为末。二者一同放入茶杯中，用开水冲泡代茶饮可常服。

【功效】活血化瘀。治疗动脉硬化。

7. 决明子大米方

【配方】决明子 20 克，大米 100 克。

【用法】将决明子微炒略有香气，水煎取汁 100 毫升。加入大米，再加水 400 毫升。用大火烧开，再转用小火熬煮成稀粥。每日服 1 剂，分数次食用。

【功效】活血化瘀。治疗动脉硬化。

8. 菊花山楂绿茶方

【配方】菊花 10 克，山楂 25 克，绿茶 3 克。

【用法】菊花洗净放入茶杯中，加入山楂片和绿茶后加沸水 400 毫升焖泡 5 分钟。每日服 1 剂，分 3 次温饮。

【功效】活血化瘀。治疗动脉硬化。

9. 绿豆

【配方】绿豆适量。

【用法】绿豆洗净晒干，磨成细粉。每次取 30 克，每日早晚分 2 次开水冲服。

【功效】活血化瘀。治疗动脉硬化。

10. 莲藕绿豆胡萝卜方

【配方】莲藕 4 节，绿豆 200 克，胡萝卜 125 克，白糖适量。

【用法】胡萝卜洗净，切碎捣成泥状。绿豆煮熟后捣泥，然后加入胡萝卜泥。白糖调匀藕洗净，用刀切开靠近藕节的一端。将绿豆、胡萝卜泥塞入藕洞内直到塞满为止，上笼煮熟当点心食，可常食。

【功效】活血化瘀。治疗动脉硬化。

11. 芹菜根大枣方

【配方】芹菜根 10 头，大枣 10 枚。

【用法】将芹菜根洗净捣烂，与大枣一同入锅内水煎取汁分 2 次服，15 日为 1 个疗程。

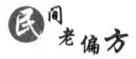

【功效】活血化瘀。治疗动脉硬化。

12. 豆浆大米方

【配方】豆浆 500 毫升，大米 50 克。

【用法】将上味一同放入砂锅内，煮至粥稠。表面上有粥油为度，每日早餐温热食。

【功效】活血化瘀。治疗动脉硬化。

13. 苦瓜绿茶方

【配方】苦瓜 200 克，绿茶 3 克。

【用法】将苦瓜洗净，剖开去瓤。然后装入绿茶，再接合挂在通风处阴干。用时连同茶叶切碎，每次取 5～10 克。水煮或沸水冲泡 30 分钟即可，代茶饮可常服。

【功效】活血化瘀。治疗动脉硬化。

14. 山楂红糖大枣米酒方

【配方】山楂 300 克，红糖 30 克，大枣 30 克，米酒 1000 毫升。

【用法】大枣洗净，与山楂切片放入酒瓶中。加入米酒，放入红糖。密封半个月，浸时每日摇动 1 次。每日服 2 次，每次 30～50 毫升。

【功效】活血化瘀。治疗动脉硬化。

第七节　高脂血症

当前随着人们饮食结构的改变，越来越多的人患有高脂血症（又称高脂蛋白血症）。过多摄入高脂肪（特别是动物脂肪）、高胆固醇食物是高脂血症发生的主要原因。

1. 绞股蓝山楂荷叶汤

【配方】绞股蓝 30 克，山楂 15 克，荷叶 15 克，何首乌 15 克。

【用法】水煎代茶饮。每日 1 剂。

【功效】降血脂，降胆固醇，调血压，防血栓。治高脂血症。

2. 陈葫芦茶叶饮

【配方】陈葫芦 30 克，茶叶 3 克。

【用法】混合研成末用沸水冲泡代茶饮。每日 1 剂。

【功效】利水降脂。适用于肥胖症、高脂血症。

3. 花生壳汤

【配方】花生壳 50 克。

【用法】水煎服或代茶饮。每日 1 剂。

【功效】降血压，降血脂。治高脂血症。

4. 草决明绿茶饮

【配方】草决明 20 克，绿茶 6 克。

【用法】水煎服或代茶饮。每日 1 剂。

【功效】症见大便干燥，口舌干燥之高脂血症。

5. 何首乌丹参汤

【配方】何首乌 20 克，丹参 15 克，生山楂 15 克，枸杞子 15
克，女贞子 15 克，菟丝子 10 克。

【用法】水煎服。每日 1 剂，早晚 2 次分服。

【功效】活血祛瘀，养血滋阴。治老年高脂血症 45 例，总有效
率达 90.6%。

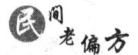

第八节 中 风

1. 鲜芹菜

【配方】鲜芹菜 500 克。

【用法】芹菜洗净后打取汁。每日 1 剂，3 次分服，连服 1 周。

【功效】平肝降压，清热祛风。治中风。

2. 鲜槐花

【配方】鲜槐花 60 克。

【用法】开水冲泡，当茶饮。

【功效】清热解毒，凉血清肝，祛风利湿。治中风。

3. 白僵蚕

【配方】白僵蚕 9 克。

【用法】为末，水酒调服。

【功效】清热解毒，平肝息风，祛风止痉。治中风失音。

4. 芝麻外壳

【配方】芝麻外壳 30 克。

【用法】水煎，加黄酒适量，趁热服，微微发汗即可。

【功效】凉血清热，活血调经。治中风半身不遂。

5. 霜桑叶

【配方】霜桑叶 30 克。

【用法】水煎服。每日 1 剂，2 次分服。

【功效】凉血清热，疏散风热，解痉平肝。治中风之症见摇头不止，口流涎水，言语不利。

第九节　下肢静脉曲张

1. 大黄红花泡脚方

【配方】大黄 50 克，红花 10 克。

【用法】大黄捣碎后同红花用纱布包起来放入锅内，水煮 15 分钟后倒入盆中。水量以淹没脚踝骨为宜，用此药水泡脚，每 2 日更换 1 次。

【功效】逐瘀通经，活血散瘀。治下肢静脉曲张。

2. 花椒生姜泡脚方

【配方】花椒 10 克，生姜 10 克。

【用法】花椒、生姜用纱布包起来放入锅内，水煮沸 15 分钟后倒入盆中。水量以淹没脚踝骨为宜，用此药水泡脚，每 2 天更换 1 次。

【功效】散寒燥湿。防治下肢静脉曲张，对预防脚臭、脚汗、脚气等也有效果。

3. 川芎红花泡脚方

【配方】川芎 15 克，红花 15 克，当归 15 克，牛膝 15 克。

【用法】药共用纱布包起来放入锅内，水煮沸 15 分钟后倒入盆中。水量以淹没脚踝骨为宜，用此药水浸泡脚，每 2 日更换 1 次。

【功效】活血化瘀。治下肢静脉曲张。

4. 马齿苋白鲜皮熏泡脚方

【配方】马齿苋 30 克，白鲜皮 30 克，苦参 30 克，黄柏 15 克，

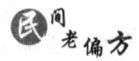

苍术 15 克。

【用法】药共用纱布包起来放入锅内，水煮沸 15 分钟后倒入盆中。加水煎煮后过滤去渣，趁热熏洗为宜。

【功效】活血化瘀。治下肢静脉曲张。

【注意】如有创口，熏洗后再常规换药。

5. 透骨草威灵仙方

【配方】透骨草 20 克，威灵仙 20 克，红花 20 克，怀牛膝 20 克，木瓜 50 克，伸筋草 20 克，枳壳 15 克，桑枝 15 克，桂枝 15 克，鸡血藤 20 克，干姜 10 克，川椒 10 克，延胡索 20 克，细辛 6 克。

【用法】每次要提前把药泡 30 分钟，药共用纱布包起来放入锅内。水煮沸 15 分钟后过滤去渣，倒入盆中。趁热熏洗患处每日 1 ~ 2 次，每次 1 小时。水温稍凉后再把脚放进去，最好是浸至膝盖的位置。一剂药可以连续泡 3 日，每次加热后再浸泡。

【功效】清热解毒，活血化瘀。通过刺激脚部穴位，增加血液循环。治下肢静脉曲张。

第十节 血栓闭塞性脉管炎

血栓闭塞性脉管炎是一种慢性、进行性非特异性血管炎症性病变。

1. 毛冬青鸡血藤猪蹄方

【配方】毛冬青 30 克，鸡血藤 30 克，丹参 30 克，猪蹄 1 只。

【用法】加水共煮至蹄烂，去药渣吃肉饮汤。

【功效】活血通脉。治疗血栓闭塞性脉管炎。

2. 炙蜈蚣炙全蝎散

【配方】炙蜈蚣 10 条，炙全蝎 3 只，制乳香 9 克，制没药 9 克，升丹 3 克。

【用法】共研细末，以少许撒敷溃疡面，外贴黑膏药。

【功效】提毒脱疽。治疗血栓闭塞性脉管炎。

3. 金银花玄参当归汤

【配方】金银花 60 克，玄参 60 克，当归 30 克，甘草 30 克

【用法】水煎服。每日 1 剂。

【功效】治疗血栓闭塞性脉管炎。

4. 土茯苓金银花汤

【配方】土茯苓 30 克，金银花 30 克，元参 30 克，鸡血藤 30 克，甘草 20 克，炙乳香 10 克。

【用法】水煎服。每日 1 剂，日服 2 次。

【功效】清热解毒，活血化瘀。治疗血栓闭塞性脉管炎。

5. 蒲公英紫花地丁汤

【配方】蒲公英 30 克，紫花地丁 30 克，金银花 30 克，玄参 20 克，当归 20 克，丹参 20 克，红花 10 克，制乳香 6 克，制没药 6 克，生甘草 6 克。

【用法】水煎服。每日 1 剂，日服 2 次。

【功效】清热解毒，活血止痛。治疗血栓闭塞性脉管炎。

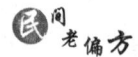

第十一节　心律失常

1. 生赭石夜交藤汤

【配方】生赭石 30 克，首乌藤 30 克，生牡蛎 30 克，生龙骨 30 克，地黄 15 克，熟枣仁 15 克，柏子仁 12 克，玄参 12 克，远志 12 克，茯苓 12 克，黄连 9 克。

【用法】水煎服。每日 1 剂，日服 2 次。

【功效】养心安神，益智散郁。治心律失常。

2. 黄芪龙眼肉汤

【配方】黄芪 30 克，龙眼肉 15 克，党参 15 克，酸枣仁 15 克，茯神 15 克，炒白术 12 克，当归 12 克，炙远志 12 克，木香 12 克，大枣 10 枚，炙甘草 6 克。

【用法】水煎服。每日 1 剂，日服 2 次。

【功效】补气养血，宁心安神。治心律失常。

3. 人参熟附子汤

【配方】人参 10 克，熟附子 10 克，龙骨 30 克，牡蛎 30 克，甘草 10 克。

【用法】水煎服。每日 1 剂。

【功效】回阳救逆，滋阴潜阳。治心律失常。

4. 龙眼肉生龙骨汤

【配方】龙眼肉 30 克，生龙骨 30 克，生牡蛎 30 克，酸枣仁 15 克，山萸肉 15 克，炒柏子仁 12 克，生没药 3 克，生乳香 3 克。

【用法】水煎服。每日 1 剂，2 次分服。

【功效】养心补血，宁心安神。治心律失常。

5. 太子参黄芪丹参汤

【配方】太子参 15 克，黄芪 15 克，丹参 15 克，茯苓 15 克，麦冬 15 克，五味子 10 克，柴胡 10 克，白术 10 克，香附 10 克，砂仁 6 克，水蛭 6 克，三七粉 6 克（冲服）。

【用法】水煎服。每日 1 剂，2～3 次分服，7 日为 1 个疗程。

【功效】健脾和胃，补气活血，通经活络。主治心律失常，适宜于心脾两虚，血脉瘀阻者。

第十二节　心　悸

心悸是以心中急剧跳动，惊慌不安，甚则不能自主为主要临床表现的一种常见的心脏疾病。

1. 五味子炙甘草汤

【配方】五味子 20 克，炙甘草 30 克。

【用法】水煎服。每日 1 剂。

【功效】滋肾生津，补脾益气。治心悸。

2. 猪心大枣汤

【配方】猪心 1 个，大枣 10 枚。

【用法】将羊心洗干净切块、大枣洗干净共置锅里，加水炖熟调味食用。每日 1 剂。

【功效】补心养血，镇惊安神。用治心神不宁型心悸。

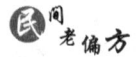

3. 羊心大枣方

【配方】羊心 1 个，大枣 15 枚。

【用法】将羊心洗干净切块，大枣洗干净共置锅里。加水炖熟调味食用。每日 1 剂。

【功效】治心悸。

4. 枸杞子红枣鸡蛋汤

【配方】枸杞子 20 克，红枣 7 枚，鸡蛋 2 个。

【用法】共煮，蛋熟去壳再煮 15 分钟，吃蛋喝汤，每日 1 次。

【功效】滋肾益肝，补脾胃，滋阴润燥，养心。治心悸。

5. 龙眼肉酸枣仁芡实汤

【配方】龙眼肉 10 克，酸枣仁 10 克，芡实 15 克。

【用法】水煮汤，睡前服。每日 1 剂。

【功效】养心补血，宁心安神。治心悸。

第十三节　肺源性心脏病

1. 梨制杏仁方

【配方】梨 1 个，制杏仁 9 克。

【用法】将梨切盖挖洞去核，将杏仁捣烂塞入洞内，以原盖封口水煮。每日 1 次，晚上服。

【功效】生津止渴，润肺清热，止咳平喘。治肺源性心脏病。

2. 猫眼草鸡蛋方

【配方】猫眼草（泽漆）30~60 克，鸡蛋 2 个。

【用法】猫眼草洗净切碎，加水与鸡蛋同煮。蛋熟去壳并刺小孔数个，放入药锅中继续煮数沸去渣。先食鸡蛋后服药汤。每日 1 剂。

【功效】逐水消肿，解毒散结，滋阴润燥养心。治肺源性心脏病。

3. 人参核桃汤

【配方】人参 3~6 克，核桃 5 枚。

【用法】加水适量煎汤服用。每日 1 剂。

【功效】大补元气，补肾强腰，生津安神。治肺源性心脏病。

4. 蒲公英瓜蒌汤

【配方】蒲公英 15 克，瓜蒌 15 克，地龙 12 克，丹参 12 克，赤芍 12 克，知母 12 克，黄芩 10 克，冬花 10 克，杏仁 10 克，百部 10 克，麦冬 10 克，紫菀 10 克，桔梗 10 克，甘草 10 克。

【用法】水煎服。每日 1 剂，2 次分服。15~20 日为 1 个疗程。

【功效】清热解毒，宽中下气，活血祛瘀。治肺源性心脏病。

5. 百合杏仁粥

【配方】鲜百合 50 克，杏仁 10 克，粳米 50 克。

【用法】先煮米后放百合、杏仁，熬成稀粥加糖食用。日服 2 次。

【功效】润肺止咳，清心宁神。治肺源性心脏病。

第三章
消化内科常见疾病

第一节 呕 吐

中医学认为，恶心、呕吐是由于外邪侵袭、情志失调、饮食不节、劳倦过度和脾胃虚弱等原因，引起胃失和调、气逆而上所致。

1. 干姜附子炙甘草汤

【配方】干姜30克，附子9克，炙甘草9克。
【用法】水煎服。
【功效】温胃止呕。治呕吐。

2. 赭石柿蒂芦根汤

【配方】赭石15克，柿蒂10克，芦根15克，旋覆花10克。
【用法】水煎取汁，频频温服。
【功效】适用于胃热呕吐者。

3. 生姜醋红糖方

【配方】生姜30克，醋250克，红糖50克。
【用法】水煎取汁，频频温服。
【功效】适用于寒邪呕吐者。

4. 砂仁半夏姜汁方

【配方】砂仁6克，半夏6克，姜汁适量。

【用法】二药浸姜汁内炒干，水煎服。

【功效】和胃降逆止呕。治呕吐。

5. 生姜半夏灶心土汤

【配方】生姜30克，半夏6克，灶心土30克。

【用法】水煎服。每日1剂。

【功效】和胃降逆，温中止呕。治呕吐。

6. 葱白生姜紫苏叶汤

【配方】葱白连须1棵，生姜10克，紫苏叶9克。

【用法】水煎服。每日1剂。

【功效】治虚寒呕吐。

7. 竹茹蒲公英白糖方

【配方】竹茹30克，蒲公英30克，白糖适量。

【用法】前2味加水适量煎煮，取汁兑白糖调味即可。每日1剂，代茶分次饮用。

【功效】清热消炎，降逆止呕。治呕吐。

8. 薏苡仁粳米粥

【配方】薏苡仁30克，粳米50克。

【用法】将薏苡仁洗净加水煮烂，再加粳米煮成粥。每日1次，连服2~3天。

【功效】清热祛湿止呕。治呕吐。

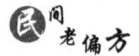

9. 鲜芦根藿香方

【配方】鲜芦根 30 克，藿香 10 克，白糖适量。

【用法】先将鲜芦根和藿香加水适量煎煮，取汁兑入白糖，调味即可。每日 1 剂，分 1~2 次温服，连服 2 天。

【功效】化湿清热止呕。治呕吐。

【禁忌】脾胃虚寒者不宜服食。

10. 干姜炙甘草汤

【配方】干姜 10 克，炙甘草 6 克。

【用法】水煎服。

【功效】温胃止呕。治虚寒呕吐。

第二节 胃 炎

1. 炒枣泡水方

【配方】大枣适量。

【用法】将大枣洗干净放炒勺里炒至外皮微黑，以不焦煳为度，一次可多炒些备用。把炒好的大枣掰开，放进杯子里用开水冲泡，一次放三四个即可，可适量加糖，待水的颜色变黄后服用。

【功效】补脾胃润心肺。治胃炎。

2. 豆腐鸡蛋壳方

【配方】豆腐适量，鸡蛋壳 6 克。

【用法】将洗干净的鸡蛋壳研磨至粉末状，拌入新鲜豆腐调拌均匀，食用即可。每日服用两次最佳。

【功效】对十二指肠溃疡和胃痛、胃酸过多有止痛、制酸的效果。治疗胃痛等有奇效。

3. 白糖腌鲜姜方

【配方】鲜姜 500 克，白糖 250 克。

【用法】鲜姜切成细末，同白糖腌在一起，每日三餐前服用，每次吃 1 勺（普通汤勺），坚持吃 1 周，通常就能见效。

【功效】治老胃炎效果很好。

4. 生姜米醋方

【配方】生姜 200 克，米醋 250 毫升。

【用法】生姜米醋密封浸泡，空腹服 10 毫升。

【功效】散寒温胃。治胃炎。

5. 核桃仁炒红糖方

【配方】核桃 7 个，红糖 50 克。

【用法】核桃去皮切碎，用铁锅小火炒至淡黄色时，放入红糖，再炒几下即可出锅。趁热慢慢吃下，每日早晨空腹吃，过半小时后才能吃饭、喝水。连吃 12 日不要中断。

【功效】健胃补血，和脾缓肝。治胃炎。

第三节　胃下垂

中医学认为，胃下垂系中气不足、气虚下陷所致。轻度胃下垂患者可无明显症状，但胃下垂较严重者多见形体消瘦、腹胀、恶心、嗳气、上腹部无规律性疼痛。饮食后症状加重，平卧时舒服，腹中常有漉漉作响的水声。

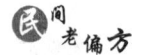

1. 猪肚黄芪陈皮方

【配方】猪肚 1 只，黄芪 200 克，陈皮 30 克。

【用法】将猪肚去脂膜洗净，黄芪、陈皮用纱布包放入猪肚中。麻线扎紧，加水文火炖至猪肚熟。再加适量调味品，趁热食肚饮汤。2 日分 4 次食完。5 只猪肚为 1 个疗程。

【功效】补中益气，理气健脾，升提中气。治胃下垂。

2. 猪脾大枣粳米治胃下垂

【配方】猪脾 2 个，大枣 10 枚，粳米 100 克。

【用法】将猪脾洗净切片，锅中微炒。加入大枣、粳米添水煮粥，可酌加白糖调味。空腹服食，每日 1 次。10 日为 1 个疗程。

【功效】猪脾可健脾胃，助消化；大枣和胃养脾，益气安中；粳米补胃气，充胃津。上药共煮为粥，对胃下垂引起的形体消瘦、脘腹胀满、食欲不振、倦怠乏力，确有康复保健之效。

3. 党参苍术汤

【配方】党参 100 克，苍术 100 克，白术 100 克，茯苓 100 克，生麦芽 100 克，枳壳 50 克，砂仁 50 克，升麻 30 克，甘草 30 克。

【用法】共研成粗末，每日取 25 克，水煎服。

【功效】调理脾胃，复元举陷。用于治疗胃下垂，中医辨证属胃纳已复，脾运不健型。症见食欲良好，食后不适或作胀。消化迟滞，或嗳，或嘈，或泄，舌脉基本正常。本病恢复期，以调补脾肾为主。肾为胃之关，火为脾之元，温补命门之火，从而有助脾胃恢复。

4. 猪肚干丝瓜络方

【配方】猪肚 1 只，干丝瓜络 90 克。

【用法】猪肚洗净，加丝瓜络 60 克煮 90 分钟，以猪肚熟为度。去丝瓜络，取余下的 30 克丝瓜络炒黄研末。每日 3 次，3 日 9 次吃完。饭前 30 分钟加热温服。6 日为 1 个疗程，每疗程间隔 2 日。

【功效】此方治疗胃下垂均有明显疗效。

5. 韭菜子蜂蜜方

【配方】韭菜子 30 克，蜂蜜 60 克。

【用法】将韭菜子捣烂，加蜂蜜调匀，用温开水冲服。每日 1 剂，2 次分服。

【功效】温肾壮阳，固精健胃。可治疗胃下垂、阳痿遗精等。

6. 苍术

【配方】苍术 15 克。

【用法】每日取苍术煎汤或用滚开水浸泡，每次煎药 2 次或冲泡 2 ~ 3 杯。服用时慢慢频服，代茶饮。坚持服用 1 ~ 3 个月。

【功效】升阳燥湿。用于治疗脾虚气陷的胃下垂。

7. 黄芪党参白术汤

【配方】黄芪 50 克，党参 15 克，白术 15 克，砂仁 9 克，炒麦芽 9 克，鸡内金 9 克，炙甘草 6 克，大枣 10 枚。

【用法】水煎服。每日 1 剂，日服 2 次。

【功效】补气生阳，补中益气，升提中气。治胃下垂。

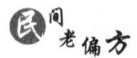

8. 猪肚白胡椒方

【配方】猪肚 250 克,白胡椒 15 克。

【用法】将猪肚洗净切片加水与白胡椒同煮熟,当日分 2 次食用。

【功效】适用于胃下垂及胃寒疼痛。

9. 桂圆肉鸡蛋方

【配方】桂圆肉 30 克,鸡蛋 1 ~ 2 个。

【用法】桂圆肉加水煮沸,待冷后将鸡蛋 1 ~ 2 个打入碗内。用煮好的桂圆肉水冲入蛋中搅匀,煮熟食用。每日早晚各 1 次,直至痊愈。

【功效】滋补强体,补心安神,养血壮阳,益脾开胃。治胃下垂。

10. 新鲜荷叶蒂莲子白糖粥

【配方】新鲜荷叶蒂 4 个,莲子 60 克,白糖适量。

【用法】将荷叶蒂洗净,对半切两刀,备用。莲子洗净,用开水浸泡 1 小时后,剥衣去心。把上药倒入小钢精锅内,加冷水两大碗,小火慢炖 2 小时,加白糖 1 匙,再炖片刻,离火当点心吃。

【功效】补心益脾,健胃消食。对脾虚气陷胃弱食滞的胃下垂有一定效果。

第四节　胃、十二指肠溃疡

1. 制桃仁韭菜方

【配方】制桃仁 20 克,韭菜 20 克。

【用法】将韭菜捣烂，与桃仁细细嚼服。

【功效】活血化瘀扶正。长期服用能治瘀血内蕴之溃疡病发作。

2. 毛冬青川楝子白芷方

【配方】毛冬青30克，川楝子15克，白芷15克。

【用法】每日1剂，水煎，2次分服。30日为1个疗程，1个疗程未愈而有效者可继服第2个疗程，2个疗程后龛影未愈者停药。

【功效】消肿排脓，燥湿止痛。治胃、十二指肠溃疡。

3. 仙鹤草煅瓦楞子汤

【配方】仙鹤草20克，煅瓦楞子20克，陈皮12克，茯苓12克，清半夏9克，枳实9克，三七6克，白及6克，生大黄6克。

【用法】水煎服。每日1剂。30日为1个疗程。

【功效】用此方治疗胃、十二指肠溃疡35例，临床痊愈34例，好转1例，平均止血时间为4天。

4. 鲜土豆蜂蜜方

【配方】鲜土豆50克，蜂蜜适量。

【用法】将鲜土豆洗净连皮切碎捣烂，用消毒纱布绞汁。加入蜂蜜搅匀，每日早晨空腹饮用。日服1剂。

【功效】用此方治疗胃、十二指肠溃疡患者52例，随访1年。疗效显著者36例，有效者12例，无效4例，总有效率为92.3%。

【宜忌】治疗期间忌食辣椒、大蒜、浓茶、醋、酒等刺激性食物。

5. 木瓜生姜醋方

【配方】木瓜500克，生姜30克，醋500克。

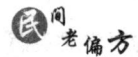

【用法】将以上 3 味一同放入砂锅内，用小火炖熟。每日 1 剂，3 次分服。连续服用 3~4 剂。

【功效】健脾化瘀，平肝和胃，祛湿舒筋，散寒解毒。治胃、十二指肠溃疡。

6. 三七方

【配方】三七 6~9 克。

【用法】田三七切片，用鸡油炸干黄。研为细末，每次取 6~9 克，以适量米酒冲服。每日 2 次，直至治愈。

【功效】止血化瘀，消肿定痛。治胃、十二指肠溃疡。

【宜忌】服药期间忌食酸、腥、辣、生冷食物和咸萝卜。

7. 白头翁生黄芪蜂蜜方

【配方】白头翁 210 克，生黄芪 100 克，蜂蜜 280 克。

【用法】先将白头翁、生黄芪用清水漂洗并浸泡 24 小时，然后用文火浓煎 2 次，去渣，取上清液。另将蜂蜜煮沸，去浮沫，加入药液中，浓缩成糖浆，备用。用时，每次服 20 毫升。每日服 3 次，于饭前用热开水冲服。

【功效】清热解毒，补气生阳。治胃、十二指肠溃疡。

8. 白砂糖生姜方

【配方】白砂糖 15 克，生姜 4 片。

【用法】水煎服。

【功效】温胃止呕，生津和中，滋阴。治胃中冷痛。

9. 胡椒绿豆汤

【配方】胡椒 10 克，绿豆 10 克。

【用法】加水煎汤，热服，应取微微汗出，稍加休息效果更好。

【功效】温中下气。治脾胃虚寒性溃疡。

10. 佛手茉莉花方

【配方】佛手9克，茉莉花3克。

【用法】沸水泡，代茶饮。

【功效】理气和胃。治气滞型胃溃疡。

第五节 胃 痛

1. 馒头米醋

【配方】馒头（去皮）1个，米醋120克。

【用法】馒头切开，与米醋共炒黄。每次服9~15克，每日2次。

【功效】消肿止痛，助消化。治胃痛。

2. 鲜鸡蛋冰糖黄酒方

【配方】鲜鸡蛋12个，冰糖500克，黄酒500毫升。

【用法】鸡蛋打碎搅和，加冰糖、黄酒，熬成焦黄色，每次饭前一大勺，每日3次。

【功效】用于痉挛性胃痛。

3. 牛肉草果方

【配方】牛肉150克，草果6克。

【用法】牛肉洗净切成细块，与草果同入锅中，加水煲熟，吃牛肉喝汤。

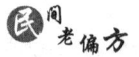

【**功效**】用于虚寒性胃痛。

4. 鸡蛋壳方

【**配方**】鸡蛋壳适量。

【**用法**】焙燥研极细末，每次3克。饭前温开水送服，每日2～3次。

【**功效**】治疗胃酸过多者，胃、十二指肠溃疡疼痛，胃痛。

5. 猪肚生姜肉桂方

【**配方**】猪肚150克，生姜15克，肉桂3克。

【**用法**】猪肚洗净，加生姜、肉桂、盐及水，隔水炖，2次分用。

【**功效**】健脾胃补虚损，温胃散寒。治胃痛。

6. 生姜红糖大枣方

【**配方**】生姜60～120克，红糖120克，大枣7枚。

【**用法**】同熬，吃枣肉喝汤。每日1剂，2次煎服，连服3剂。

【**功效**】散寒温胃，和血化瘀。治胃痛。

7. 胡椒大枣汤

【**配方**】胡椒7粒，大枣3个（去核）。

【**用法**】上药加水同煮，吃枣喝汤。每日1剂。

【**功效**】温中下气，补脾和胃。治胃痛。

8. 百合糯米红糖粥

【**配方**】百合60克，糯米适量，红糖适量。

【**用法**】糯米淘净，与百合同入锅中，加水煮粥，熟后调红糖食。

【功效】养胃健脾，和血化瘀。治胃痛。

9. 牛奶花生仁方

【配方】牛奶 60 毫升，花生仁 30 克。

【用法】花生仁煮熟后放入牛奶中煮沸片刻，趁热服下。

【功效】和胃补脾。有利于胃炎的恢复和治疗。

10. 鱼肚猪瘦肉红糖方

【配方】鱼肚 30 克，猪瘦肉 60 克，红糖适量。

【用法】加水煮熟，食肉喝汤。

【功效】补肾益精，散瘀消肿。治胃痛。

第六节　呃　逆

呃逆是指胃气上逆动膈，以气逆上冲，喉间呃呃连声，声短而频，令人不能自止为主要临床表现的病症。呃逆古称"哕"，又称"哕逆"。

1. 柿蒂

【配方】柿蒂（指新鲜柿子或柿饼的蒂）20 枚。

【用法】煎水成 100 毫升，分 2 次口服。

【功效】理气降气和胃止呃。治呃逆。

2. 丁香柿蒂茶

【配方】丁香 1 克，柿蒂 7 枚，花茶 3 克。

【用法】用丁香、柿蒂的煎煮泡茶饮用，冲饮至味淡。

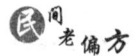

【功效】散寒理气降逆。治呃逆之外感寒邪咳噫不止，哕逆不定。

3. 柿蒂竹茹茶

【配方】柿蒂 7 枚，竹茹 9 克，茶叶 3 克。

【用法】将柿蒂、竹茹加工成粗末，放入保温杯内以沸水冲泡。盖焖 20 分钟后即可饮用，1 日内服饮完不拘次数。

【功效】降气和胃止呃。治呃逆。

4. 莱菔子焦山楂麦芽汤

【配方】莱菔子 10 克，焦山楂 10 克，麦芽 10 克，神曲 10 克，厚朴 6 克，酒大黄 6 克，枳实 6 克。

【用法】水煎服。每日 1 剂。

【功效】宣导中焦，理气降逆。治呃逆之食滞中焦，脘腹胀满，呃逆或嗳气，不思饮食。

5. 生姜陈皮汤

【配方】生姜 30 克，陈皮 15 克。

【用法】水煎服。每日 1 剂。

【功效】温胃理气，健脾降逆止呕。治呃逆。

6. 半夏荔枝核荷叶蒂汤

【配方】姜半夏 9 克，荔枝核 9 克，荷叶蒂 9 克。

【用法】水煎服。每日 1 剂。

【功效】温中行气，降逆止呕。治呃逆。

7. 荜澄茄高良姜汤

【配方】荜澄茄 6 克，高良姜 6 克。

【用法】共捣末加食醋少许，水煎服。

【功效】温中散寒。治胃寒呃逆。

8. 枇杷叶方

【配方】枇杷叶 15 克。

【用法】枇杷叶刷去毛，水煎服。

【功效】和胃降逆。治胃热呃逆。

9. 鲜姜汁蜂蜜方

【配方】鲜姜汁 30 克，蜂蜜 30 克。

【用法】共调匀一次服下。

【功效】温胃止呕。治呃逆。

10. 柿蒂茴香根大麦芽汤

【配方】柿蒂 7 个，茴香根 6 克，大麦芽 15 克。

【用法】水煎服。一次服下。

【功效】理气降气和胃。治呃逆。

第七节 消化不良

1. 鸡内金方

【配方】鸡内金（鸡肫皮）若干。

【用法】将鸡肫皮晒干捣碎，研末过筛。饭前 1 小时服 3 克，每

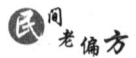

日 2 次。

【功效】消积化滞。治消化不良、积聚痞胀等病症。

2. 大麦芽神曲汤

【配方】大麦芽 20 克，神曲 20 克。

【用法】水煎服。每日 1 剂。

【功效】益气调中，化食下气。用治胃弱消化不良，饱闷腹胀等病症。

3. 羊肉高粱米粥

【配方】羊肉 100 克，高粱米 100 克，盐少许。

【用法】羊肉切丁，同高粱米共粥食。

【功效】治脾胃虚弱而致消化不良、腹部隐痛等病症。

4. 焦大米粥

【配方】焦大米适量。

【用法】将大米洗干净之后晾干，然后干炒成为焦黄色，然后加水熬煮成粥食。

【功效】能够有效地促进消化，即便是严重的消化不良能够很快得以恢复。

5. 炒山楂炒麦芽茶

【配方】炒山楂 10 克，炒麦芽 10 克，焦槟榔 6 克，茶叶 3 克。

【用法】共同放入杯中，用沸水冲泡。代茶饮用。每日 1 剂。

【功效】消食化积，健胃消食。治疗消化不良。

6. 炒萝卜子麦芽神曲汤

【配方】炒萝卜子 10 克，炒麦芽 10 克，炒神曲 30 克。

【用法】水煎服。每日 1 剂，3 次分服。

【功效】消食化积，健胃消食。治疗消化不良。

7. 苹果瘦猪肉治消化不良

【配方】苹果 2 个，瘦猪肉 200 克。

【用法】苹果切块，用两碗水先煮。水沸后加入猪肉切片，煮至猪肉熟透后调味服食。

【功效】生津止渴，润肠健胃和脾。治疗肠胃不适、消化不良。

8. 橘皮大枣饮

【配方】橘皮 10 克，大枣 10 枚。

【用法】先将红枣用锅炒焦，然后同橘皮放于杯中，以沸水冲泡约 10 分钟后可饮。

【功效】调中醒胃。饭前饮可治食欲不振，饭后饮可治消化不良。

9. 焦山楂橘皮汤

【配方】焦山楂 10 克，橘皮 10 克，生姜 3 片。

【用法】水煎服。每日 1 剂，2 次分服。

【功效】健脾理气，消积化滞。治疗消化不良。

10. 胡萝卜糯米粥

【配方】胡萝卜 500 克，糯米 100 克，红糖适量。

【用法】胡萝卜洗净切成小块，同糯米加水煮粥，调入红糖温服。

【功效】补中益气，消胀化滞。治疗消化不良。

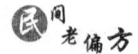

第八节 痢 疾

1. 鲜马齿苋红糖白糖方

【配方】鲜马齿苋 250 克，红糖 30 克，白糖 30 克。

【用法】将马齿苋捣烂取汁，加入红糖、白糖服之。每日 3 次。

【功效】清热解毒，杀菌消炎。治红白痢疾。

2. 生山楂萹蓄红糖白糖方

【配方】生山楂 30 克，萹蓄 30 克，红糖 30 克，白糖 50 克。

【用法】先将生山楂、萹蓄水煎取汁，然后加入红糖、白糖溶化。每日服 3 次。

【功效】消食化积，敛泻止痢。治急性细菌性痢疾。

3. 葛根黄芩黄连汤

【配方】葛根 30 克，黄芩 10 克，黄连 10 克。

【用法】水煎服。每日 3 次。

【功效】适用于湿热痢疾兼发热者。

4. 绿豆胡椒方

【配方】绿豆 3 粒，胡椒 3 粒，红枣 2 个。

【用法】先将大红枣洗净去核，与绿豆、胡椒共捣烂敷于肚脐上。

【功效】清热解毒祛寒湿。治小儿痢疾。

5. 生熟山楂方

【配方】生山楂 15 克，熟山楂 15 克，红糖 30 克，白糖 30 克。

【用法】煎水代茶热饮。白痢加红糖，红痢加白糖，赤白痢兼见加红、白糖。

【功效】消食化积，敛泻止痢。治急性赤白痢疾。

6. 车前子方

【配方】车前子 15 克。

【用法】车前子研细为末，米汤送服。

【功效】治暑湿下痢。

7. 石榴皮柯子乌梅汤

【配方】石榴皮 9 克，柯子 9 克，乌梅 9 克，五倍子 4 克。

【用法】水煎服。每日 3 次。

【功效】涩肠止泻。治慢性痢疾、久痢。

8. 白头翁黄连广木香汤

【配方】白头翁 15 克，黄连 9 克，广木香 9 克。

【用法】水煎服。

【功效】清热解毒。治湿热痢疾。

9. 地榆槐花汤

【配方】地榆 15 克，槐花 15 克。

【用法】水煎服。治赤痢加红糖 30 克，治白痢加白糖 30 克。

【功效】凉血止血，消肿止痛。治赤白痢。

10. 仙鹤草马齿苋汤

【配方】仙鹤草 30 克，马齿苋 30 克。

【用法】水煎文火煮沸 30 分钟，滤出药液口服。

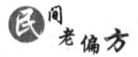

【功效】凉血止血，清热解毒。治休息痢。

11. 石榴皮白扁豆花方

【配方】石榴皮 30 克，白扁豆花 100 克。

【用法】水煎，过滤取汁，代茶频饮。

【功效】健脾利湿涩肠止泻。治疗痢疾初起。

第九节　腹　泻

1. 玉米棒芯石榴皮方

【配方】玉米棒芯 500 克，石榴皮 250 克。

【用法】上药用砂锅焙黄研末，过箩装入瓶内备用。每次服 9 克，日服 3 次。

【功效】涩肠止泻。治腹泻。

2. 高粱米糠方

【配方】高粱米第二遍糠 30 克。

【用法】高粱米第二遍糠放锅内炒至黄赤色，有香味为度，除去粗壳，每次食 3 克，每日 3 次。

【功效】脾虚泄泻。治腹泻。

3. 马齿苋方

【配方】马齿苋 30 ~ 60 克。

【用法】水煎一碗，空服。每日 2 次，连用 3 天。

【功效】清热解毒。治热痢久泻不愈特别有效。

4. 车前子方

【配方】车前子 30 克。

【用法】车前子用纱布包，水煎服。

【功效】利水止泻。治腹泻。

5. 大黄炭方

【配方】大黄 50 克。

【用法】在大黄上喷洒乙醇（高度白酒也可）点燃，在即将成炭时快速用饭碗扣住。冷却后，研末备用。日服大黄炭末 2 次，每次 5 克。服药后头一天大便次数减少，第二天即可收敛止泻。

【功效】止泻。治腹泻。

6. 车前子方

【配方】车前子 60 克。

【用法】炒熟车前子研末，每次服 6 克。每日 3 次，米汤调服。

【功效】利水止泻。治慢性腹泻。

7. 芡实百合方

【配方】芡实 30 克，百合 30 克。

【用法】芡实、百合共加入，煮稀饭共食。

【功效】补脾祛湿止泻。治腹泻。

8. 石榴皮方

【配方】石榴皮 90 克。

【用法】石榴皮研末，米汤送下。每服 9 克。

【功效】涩肠止泻。治疗久泻。

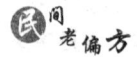

9. 枣树皮方

【配方】枣树皮 15 克。

【用法】用多年生长的枣树皮，水煎 30 分钟，一次服下。

【功效】收涩止泻。治腹泻。

10. 小麦面粉

【配方】小麦面粉 500 克。

【用法】小麦面粉放锅内炒到焦黄，每次 50 克。加适量白糖，用开水调匀。早晚饭前服，3～5 天有特效。

【功效】收涩止泻。治腹泻。

【禁忌】忌吃香蕉、柿子以及油腻食物。

第十节　便　秘

1. 何首乌方

【配方】何首乌 30 克。

【用法】水煎服。

【功效】润肠通便。治老年人便秘。

2. 红薯蜂蜜方

【配方】红薯 250 克，蜂蜜适量。

【用法】将红薯洗净煮熟，蘸蜂蜜食可常服。

【功效】益气润下，润肠通便。治老年性气虚便秘，症见大便不一定干结，虽有便意即无力努挣，挣则汗出气短，面色苍白，神疲懒言，舌质淡。

3. 首乌红枣粥

【配方】何首乌 20 克，大米 30 克，红枣 5 枚，冰糖适量。

【用法】将何首乌加水适量煎煮，取汁去渣。加入大米及红枣煮成粥，入冰糖溶化后食。

【功效】养血润肠。治血虚便秘，症见大便秘结难解，面色萎黄无华，口干不欲饮，唇舌淡，脉细。

4. 香蕉冰糖方

【配方】香蕉 2 根，冰糖适量。

【用法】香蕉、冰糖加水煮汤食。

【功效】清热润肠。治热结便秘，症见大便干结难解，口干、口臭，脸红，腹胀痛，小便黄短，舌红，苔黄干，脉滑数。

5. 橘皮白糖蜂蜜方

【配方】橘皮 10 克，白糖 30 克，蜂蜜适量。

【用法】橘皮切细丝，加白糖、蜂蜜，水煎服。每日 3 次。

【功效】能促使消化液分泌与排除肠内积气，润肠。治便秘。

6. 黑芝麻核桃仁方

【配方】黑芝麻 30 克，核桃仁 30 克。

【用法】共捣磨碎后，泡开水食用即可。

【功效】润肠通便，养血润燥。治习惯性便秘。

7. 菠菜猪血

【配方】菠菜 250 克，猪血 150 克。

【用法】共同煮，加盐饮汤，食用即可。

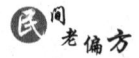

【功效】猪血味咸性平，能软化大肠中的燥便，使其易于排出体外。菠菜养血止血、清热、润燥。二者配用，补而兼通，具有润肠通便、清热润燥、止血的功效。体虚及老年便秘患者最宜食用。

8. 韭菜籽

【配方】韭菜籽 30 克。

【用法】韭菜籽炒研为末，每服 3 克，每日 3 次，开水冲服。

【功效】治老人肠蠕动无力麻痹之便秘。

9. 大黄泡水

【配方】大黄 3～6 克，蜂蜜少许。

【用法】大黄放入杯内，用沸水约半杯泡 15 分钟，加入蜂蜜服用。

【功效】清肠通便，泻火解毒。治热结较甚便秘。

10. 草决明

【配方】草决明 100 克。

【用法】草决明微火炒（别炒煳），每日取 5 克放入杯内用开水冲泡可加适量白糖。泡开后饮用喝完可再续冲 2～3 杯，连服 7～10 日即可。

【功效】治愈习惯性便秘。

【禁忌】因草决明有降压明目作用，血压低的人不宜饮用。

第十一节　肝　炎

1. 蒲公英粳米粥

【配方】蒲公英干品 40～60 克（鲜品 60～90 克），粳米 50～100 克。

【用法】取干蒲公英或鲜蒲公英带根洗净切碎，煎取汁去渣。加入粳米同煮为稀粥，以稀薄为好。

【用法】每日 2~3 次，稍温服。3~5 日为 1 个疗程。

【功效】清热解毒，消肿散结。适用于肝炎、胆囊炎及急性乳腺炎、急性扁桃体炎、尿路感染、急性结膜炎等。

2. 茵陈粳米粥

【配方】茵陈 30~60 克，粳米 50~100 克，白糖适量。

【用法】先将茵陈洗净煎汁，去渣，加入粳米后加水适量，待粥欲熟时，加入白糖适量，稍煮一二沸即可。每日 2~3 次服，7~10 日为 1 个疗程。

【功效】清利湿热，退黄疸。适用于急性传染性黄疸型肝炎。

3. 鲜芹菜蜂蜜方

【配方】鲜芹菜 100~150 克，蜂蜜适量。

【用法】将芹菜洗净捣烂取汁，加蜂蜜炖服。每日 1 次，温服。疗程不限。

【功效】清热解毒，养肝。治肝炎。

4. 酸枣仁白糖方

【配方】酸枣仁 50 克，白糖适量。

【用法】将酸枣仁加水文火煎 1 小时，加白糖适量。每日服 1 次，随量饮。

【功效】适用于急慢性肝炎、转氨酶高、心烦不安者。

5. 茵陈蒲公英白糖汤

【配方】茵陈 100 克，蒲公英 50 克，白糖 30 克。

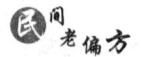

【用法】水煎后去渣，加白糖，2 次分服，每日 2~4 次。

【功效】清热解毒，利胆退黄。治急性黄疸型肝炎发热患者。

6. 玉米须蒲公英茵陈方

【配方】玉米须 30 克，蒲公英 30 克，茵陈 30 克，白糖适量。

【用法】将玉米须、蒲公英、茵陈加水煎后去渣，加白糖适量。温服。每日 3 次。

【功效】利尿利胆，清热消炎，健胃利胆。适用于急性黄疸型肝炎。

7. 茵陈车前草汤

【配方】茵陈 60 克，车前草 60 克。

【用法】水煎服。每日 1 剂，3 次分服。

【功效】清热除湿，利胆退黄，清热利尿，渗湿止泻。适用于急性黄疸型肝炎。

8. 茯苓粉粳米红枣粥

【配方】茯苓粉 30 克，粳米 100 克，红枣 20 枚。

【用法】将先将红枣文火煮烂，连汤放入粳米粥内，加茯苓粉再煮沸即成。每日服 2 次，可酌加红糖。

【功效】健脾补中，利水渗湿，安神养心。适用于慢性肝炎。

9. 活泥鳅

【配方】活泥鳅 2 000 克。

【用法】先把活泥鳅放清水中养 1 天，使其排净肠内废物。次日放入干燥箱内烘干或焙干，研末装瓶。每日 3 次，每次 10 克，温开水送服。15 日为 1 个疗程，最多不超过 4 个疗程。

【功效】温中益气，解毒。治肝炎。

10. 大黄茶

【配方】生大黄 15 克。

【用法】生大黄清水洗净后，用开水冲泡代茶饮。每日 1 剂。对因发热、恶心、呕吐、不能进食者给予适当补液，症状缓解后即停止补液。服本方若大便溏者可减少大黄用量，并加服米汤。凡服本剂症状基本消失，检查肝功能基本正常时，仍可继续服用本剂，而生大黄用量改为每日 3～5 克，以巩固疗效。

【功效】治疗急性黄疸型肝炎。此方治疗急性黄疸型肝炎 57 例，痊愈 37 例，好转 18 例，无效 2 例。

第十二节 肝硬化

1. 佛手花鸡爪花汤

【配方】佛手花 9 克，鸡爪花 9 克，白芍 30 克，党参 30 克，白术 10 克，茯苓 15 克，炙甘草 6 克。

【用法】水煎服。每日 1 剂。

【功效】疏肝健脾，行气止痛。治疗肝郁脾虚型肝硬化，症见神疲乏力，食欲减退，胸腹闷胀，两胁胀痛，嗳气不舒，急躁易怒，时恶心、呕吐，舌质淡红，苔白，脉弦。

2. 芫花甘遂散

【配方】芫花 10 克，甘遂 10 克，大戟 10 克。

【用法】上药研细末，清晨空腹取 1.5 克，以大枣 10 枚煎汤送服，得利止服。如下利而病不除，增至 3 克，但不可久服。

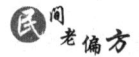

【功效】运脾利湿，理气行水。治水湿内阻型肝硬化，症见腹胀如鼓，按之坚满，如囊裹水，纳呆，脘闷，恶心呕吐，小便短少，舌质淡红，苔白，脉细缓。

3. 桑树根荷叶生姜汤

【配方】桑树根 30 克，荷叶 30 克，生姜 6 克。

【用法】水煎服。每日 1 剂，2 次分服。

【功效】利水消肿。治肝硬化期间的肝腹水。

4. 山药桂圆肉甲鱼汤

【配方】山药 40 克，桂圆肉 20 克，甲鱼 1 只（500 克）。

【用法】将甲鱼杀死，洗净去肠，与山药、桂圆共放入锅中，加 1 000 毫升水，清炖至烂熟，每日早晚温热服食。

【功效】滋阴潜阳，散结消肿，补阴虚清血热。治肝硬化。

5. 半边莲玉米须

【配方】半边莲 30 克，玉米须 30 克。

【用法】水煎服。每日 1 剂，2 次分服。

【功效】清热解毒，利水消肿。治肝硬化。

6. 红花鸡爪花猪胰

【配方】红花 9 克，鸡爪花 9 克，猪胰 1 具。

【用法】猪胰洗净切块，放入红花、鸡爪花隔水炖熟，饮汤食猪胰。

【功效】行气活血，化瘀通络。治气滞血瘀型肝硬化。症见两胁闷胀，胁下痞块，蜘蛛痣，肝掌或腹壁青筋暴露，食欲减退，舌质紫暗或有瘀点、瘀斑，脉弦细涩。

7. 半边莲

【配方】半边莲 30 克。

【用法】水煎服。每日 1 剂，2 次分服。

【功效】清热解毒，利水消肿。治肝硬化。

8. 木贼草方

【配方】木贼草（微炒）30 克。

【用法】研细末空腹服，每服 3 克。白开水送服，日服 2 次，连服 2 周。

【功效】清热解毒，利水消肿。治肝硬化。

9. 海带牵牛子方

【配方】海带 30 克，牵牛子 15 克。

【用法】将上药放入砂锅，加水煎煮，取汁去渣。每日 1 剂，2 次分服。

【功效】软坚散结，清热利水。治肝硬化。

10. 枳实玄参汤

【配方】枳实 25 克，玄参 25 克，地黄 20 克，麻仁 20 克，桃仁 15 克，麦冬 15 克，大黄 10 克。

【用法】水煎服。1 ~ 3 剂即可见效。

【功效】破瘀行血，破气消积，滋阴润燥。治肝硬化。

第十三节 急性胆囊炎

1. 蒲公英金钱草汤

【配方】鲜蒲公英 60 克，金钱草 30 克。

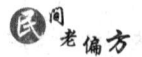

【用法】水煎服。连服 15 日。

【功效】清热解毒，通利排石。治急性胆囊炎、胆结石。

2. 茵陈金钱草汤

【配方】茵陈 30 克，金钱草 30 克。

【用法】开水浸泡当茶饮用，一日数次。长期饮用不再复发。症状完全缓解后，再坚持服用 2 周停药。

【功效】清热除湿，利胆排石。治急性胆囊炎、胆结石。

3. 金钱草败酱草汤

【配方】金钱草 30 克，败酱草 30 克，陈皮 15 克。

【用法】水煎，加白糖适量，代茶饮用。

【功效】清热解毒。治急性胆囊炎。

4. 金钱草玉米须汤

【配方】金钱草 30 克，玉米须 30 克。

【用法】水煎取汁，代茶饮用。

【功效】清热解毒。治急性胆囊炎。

5. 金钱草鲜芦根汤

【配方】金钱草 30 克，干芦根 60 克。

【用法】水煎取汁，代茶饮用。

【功效】清热解毒。治急性胆囊炎。

6. 鲜芦根藿香汤

【配方】鲜芦根 90 克，藿香 10 克。

【用法】水煎服。每日 3 ~ 4 次。

【功效】化湿退黄。适用于急性胆囊炎后期，湿热未尽者。

7. 大黄白芍汤

【配方】大黄 10～15 克，白芍 30～60 克。

【用法】水煎服。每日 1 剂，少量频服。服后排便 3～5 次，腹痛缓解后再酌情减量。

【功效】清肠通便，泻火解毒，缓急止痛。治疗急性胆囊炎。

8. 郁金姜黄茵陈汤

【配方】郁金 12 克，姜黄 12 克，茵陈 30 克。

【用法】水煎服。每日 1 剂。

【功效】行气解郁，清热除湿。治急性胆囊炎，胁痛兼有黄疸者。

9. 青皮延胡索散

【配方】青皮 60 克，延胡索 60 克。

【用法】共为末，每次 3～6 克。每日 2 次，白开水送下。

【功效】疏肝破气，活血散瘀，行气解郁。治急性胆囊炎。

10. 龙胆草金钱草汤

【配方】龙胆草 12 克，金钱草 30 克。

【用法】水煎服。每日 1 剂。

【功效】清热解毒，泻肝胆实火。适用于急性胆囊炎肝胆湿热引起的胁痛。

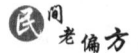

第十四节　慢性胆囊炎

1. 玉米须茵陈饮

【配方】玉米须 30 克，茵陈 30 克。

【用法】水煎，代茶饮。

【功效】清热解毒，除湿利胆。治慢性胆囊炎。

2. 龙胆草香附煎

【配方】龙胆草 9 克，香附 15 克，高良姜 9 克，白芍 9 克，甘草 6 克。

【用法】水煎服。每日 1 剂。

【功效】泻肝胆实火。用于虚寒型慢性胆囊炎。

3. 金钱草茵陈煎

【配方】金钱草 20 克，茵陈 15 克，佛手 15 克，栀子 10 克，甘草 6 克。

【用法】水煎服。每日 1 剂。可长服，也可以每月服药 3 周，停 1 周。连续 2 ~ 3 个月后停药观察。

【功效】清热解毒，除湿利胆。治慢性胆囊炎。

4. 金钱草败酱茵陈茶

【配方】金钱草 30 克，败酱草 30 克，茵陈 30 克。

【用法】水煎，加白糖适量温服代茶饮。每日 1 剂。

【功效】清热解毒，除湿利胆。治慢性胆囊炎。

5. 鸡内金乌梅肉方

【配方】鸡内金 100 克，乌梅肉 30 克。

【用法】鸡内金、乌梅肉共研细。每日 3 次，每次 10 克，白开水冲服或以蜂蜜调匀即可服用。

【功效】健胃消食。治慢性胆囊炎。

6. 黄瓜藤鸡蛋汁饮

【配方】黄瓜藤 60 克，新鲜鸡蛋 1 个。

【用法】黄瓜藤洗净煎水 100 毫升，新鲜鸡蛋 1 个取汁冲服。

【功效】利水解毒。治慢性胆囊炎。

7. 佛手郁金粥

【配方】佛手 15 克，郁金 12 克，粳米 60 克。

【用法】将佛手、郁金水煎后去渣，加粳米文火煮成粥，调味即可。每日 1 剂，作早晚餐服食。

【功效】疏肝解郁，理气健胃。治慢性胆囊炎。

8. 茵陈姜黄鸡内金汤

【配方】茵陈 15 克，姜黄 9 克，鸡内金 9 克，制大黄 9 克，佛手 9 克，枳实 9 克，焦山栀 9 克，滑石 12 克，乌梅 5 克，甘草 6 克。

【用法】水煎服。每日 1 剂，2 次分服。

【功效】清热除湿。治慢性胆囊炎。一般服用 1～2 周后，炎症即可控制。

9. 柴胡白芍川楝子汤

【配方】柴胡 15 克，白芍 15 克，川楝子 15 克，枳壳 12 克，木

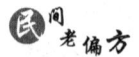

香 10 克。

【用法】水煎服。每日 1 剂。

【功效】疏肝解郁，行气止痛。治慢性胆囊炎。

10. 柴胡黄芩汤

【配方】柴胡 12 克，黄芩 12 克，半夏 9 克，党参 9 克，甘草 6 克，生姜 6 克，大枣 4 枚。

【用法】水煎服。每日 1 剂。

【功效】疏肝解郁。治慢性胆囊炎。

【禁忌】不宜食高脂肪食物，避免精神刺激。

第十五节　胆石症

1. 苦瓜

【配方】生苦瓜 1 根。

【用法】取生苦瓜不用去皮，将苦瓜捣烂如泥。加清水 2 碗放入锅里熬煮，熬至 1 碗水即可。每隔 2 天服 1 次，1 个月为 1 个疗程。

【功效】对各类结石有较好的缓解作用。

2. 南瓜藤蔓泡茶

【配方】南瓜藤蔓 100 克。

【用法】南瓜藤蔓洗干净、切碎，沸水泡开当茶喝。每天泡 1 壶，喝三四天即可排石。

【功效】对胆结石有较好的缓解作用。

【禁忌】服时不食辛辣食物、酒和肥肉。

3. 蒲公英方

【配方】鲜蒲公英 50 克。

【用法】鲜蒲公英洗净切碎，水煎后去渣，与粳米 50～100 克煮粥，熟后加冰糖适量。每日早晚各 1 次，连食 3～5 日。

【功效】清热解毒。治疗胆结石。

4. 金钱草柴胡枳实汤

【配方】金钱草 30 克，柴胡 9 克，枳实 9 克，白芍 9 克，郁金 9克，乌贼骨 9 克，浙贝母 9 克，炙甘草 3 克。

【用法】水煎服。每日 1 剂。

【功效】清热解毒，通利排石。主治胆石症、慢性胆囊炎。

5. 金钱草海金沙鸡内金汤

【配方】金钱草 30 克，海金沙 15 克，鸡内金 10 克，川楝子 10克，郁金 10 克，玉米须 15 克。

【用法】水煎服。每日 1 剂。

【功效】清热解毒，通利排石。主治肝胆结石、尿路结石，以及肝炎、胆囊炎、肾炎、肾盂肾炎、膀胱炎等。

6. 核桃仁纯香油拌冰糖方

【配方】核桃仁 120 克，纯香油 30～60 克，冰糖 90 克。

【用法】核桃仁纯香油煎炒后，拌冰糖。每日分 3 次服用。

【功效】化石。治胆结石。

【宜忌】注意：食用核桃仁后必须多饮开水，有利于胆结石溶化后随小便排出。

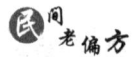

7. 金钱草海金沙汤

【配方】金钱草 60 克，海金沙 10 克，滑石 12 克，川牛膝 10 克，石韦 10 克，车前子 12 克，茯苓 15 克，泽泻 10 克，鸡内金 12 克，甘草 6 克。

【用法】水煎服。每日 1 剂。

【功效】清热解毒，通利排石。治胆结石。

8. 柴胡加芒硝汤

【配方】柴胡 9 克，姜半夏 9 克，黄芩 9 克，党参 9 克，郁金 9 克，川楝子 9 克，延胡索 9 克，甘草 6 克，玄明粉 6 克。

【用法】水煎服。每日 1 剂，分 2 次冲服。

【功效】清热解毒，通利排石。治肝胆结石。

9. 金钱草凤尾草汤

【配方】金钱草 30 克，凤尾草 15 克，川楝子 9 克，枳壳 9 克，木香 9 克，黄芩 9 克，玄明粉 6 克（冲），生大黄 6 克（后下）。

【用法】水煎服。每日 1 剂。

【功效】清热解毒，理气排石，消石定痛。治肝胆结石。

10. 金钱草茵陈汤

【配方】金钱草 30 克，茵陈 20 克，生大黄 10 克，威灵仙 12 克，柴胡 9 克，黄芩 9 克，郁金 9 克，木香 9 克。

【用法】水煎服。每日 1 剂。

【功效】清热解毒，疏导排石。治胆结石。

第十六节　急慢性肠胃炎

1. 干姜胡椒散

【配方】干姜 10 克，胡椒 10 粒。

【用法】研末，用开水冲服，每日 2 次分服。

【功效】温胃下气止呕。治急慢性胃炎胃寒痛。

2. 馒头米醋方

【配方】馒头 1 个，米醋 120 克。

【用法】馒头去皮后切片，以文火与米醋共炒呈焦黄色，每次食 10～15 克，每日 2 次。

【功效】醒脾开胃助消化。治急慢性胃炎。

3. 猪肚胡椒生姜方

【配方】猪肚 1 个，胡椒 10 粒，生姜 10 克。

【用法】将猪肚用醋水反复洗净，纳入胡椒和姜片。隔水炖烂，每日早晚就餐吃。

【功效】补虚损，健脾胃温中。治急慢性胃炎胃寒。

4. 白头翁蒲公英黄连汤

【配方】白头翁 15 克，蒲公英 30 克，黄连 9 克。

【用法】水煎服。每日 3 次分服。

【功效】清热解毒，凉血燥湿。治急慢性胃炎腹泻，效果尤佳。

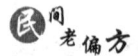

5. 石榴皮生姜乌梅汤

【配方】 石榴皮 15 克,生姜 15 克,乌梅 12 克。

【用法】 水煎服。每日 1 剂,3 次分服。

【功效】 涩肠止泻,温胃止呕。治急慢性胃炎腹泻。

6. 老柚子皮茶叶生姜方

【配方】 老柚子皮 30 克,茶叶 10 克,生姜 10 克。

【用法】 水煎服。每日 1 剂。

【功效】 益气健脾,消食积,和胃止呕。治急慢性肠胃炎。

7. 鲜艾叶米酒熨肚脐

【配方】 鲜艾叶适量,米酒适量。

【用法】 鲜艾叶捣烂加米酒炒热,布包熨肚脐。

【功效】 散寒除湿,温经。治急慢性肠胃炎腹泻。

8. 大葱白米酒熨肚脐方

【配方】 大葱白适量,米酒适量。

【用法】 大葱白捣烂加米酒炒热,布包熨肚脐。

【功效】 发散风寒,通阳解毒。治急慢性肠胃炎腹泻。

9. 鸡蛋壳散

【配方】 鸡蛋壳适量。

【用法】 鸡蛋壳烘干研成极细的粉末,每次服用 6 克。每天 3 次,饮前半小时温水送服。

【功效】 收敛止酸。治急慢性肠胃炎。

10. 麦芽鸡内金大米粥

【配方】炒麦芽 30 克，鸡内金 10 克，陈皮 10 克，大米 100 克。

【用法】水煎后去渣取汁，加入大米 100 克，共熬稀粥，每日食用 3 次。

【功效】健胃消食。治急慢性肠胃炎。

第十七节　黄　疸

1. 茵陈粥

【配方】茵陈 30～60 克，粳米 50～100 克，白糖适量。

【用法】水煎取汁去渣，入粳米后加水适量，待粥欲熟时加入白糖适量，煮成粥即可。每日 2～3 次服，7～10 日为 1 个疗程。

【功效】清利湿热退黄疸。适用于急性传染性黄疸型肝炎。

2. 蒲公英粥

【配方】蒲公英 60 克，粳米 60 克。

【用法】取干蒲公英煎取药汁去渣，加入粳米同煮为稀粥，以稀薄为好，稍温服。每日 2～3 次。3～5 日为 1 个疗程。

【功效】清热解毒，消肿散结。治黄疸型肝炎。

3. 金钱草茵陈饮

【配方】金钱草 60 克，茵陈 30 克，郁金 10 克，甘草 10 克，红糖适量。

【用法】水煎，加红糖，当水饮。每日 1 剂。

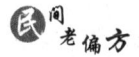

【功效】清热解毒，利胆退黄。治黄疸型肝炎。

4. 茵陈蒲公英汤

【配方】茵陈 30 克，蒲公英 30 克，板蓝根 15 克，虎杖 15 克，大枣 15 克，郁金 9 克。

【用法】水煎服。每日 1 剂。

【功效】清热解毒，利胆退黄。治黄疸型肝炎。

5. 大青叶茵陈汤

【配方】大青叶 24 克，茵陈 30 克，板蓝根 12 克，龙胆草 12 克，车前子 9 克。

【用法】水煎服。每日 1 剂。成人 2 次分服，儿童酌减。

【功效】清热解毒，利胆退黄。治黄疸型肝炎。

第十八节　肝硬化腹水

1. 益母草白茅根陈葫芦汤

【配方】益母草 30 克，白茅根 30 克，陈葫芦 30 克，山药 15 克，苍术 10 克，白术 10 克，牛膝 10 克，防己 10 克。

【用法】水煎服。每日 1 剂。饭前服用，3 次分服。

【功效】活血祛瘀，调经消水。治肝硬化腹水。

2. 半边莲玉米须汤

【配方】半边莲 30 克，玉米须 30 克。

【用法】水煎服。每日 1 剂，2 次分服。

【功效】清热解毒，利水消肿。治肝硬化。

3. 白芷半边莲汤

【配方】白芷 30 克，半边莲 30 克。

【用法】水煎服。每日 1 剂，2 次分服。

【功效】清热解毒，利水消肿，活血排脓。治肝硬化。

4. 黄芪丹参车前草汤

【配方】黄芪 30 克，丹参 30 克，车前草 30 克，茯苓 15 克，猪苓 15 克，泽泻 12 克，防己 10 克，大枣 6 枚。

【用法】水煎服。每日 1 剂，2 次分服。

【功效】清热解毒，活血祛瘀，利水消肿。治肝硬化腹水。

5. 丹参黄芪党参汤

【配方】丹参 30 克，黄芪 30 克，党参 15 克，桃仁 10 克，甘草 6 克。

【用法】水煎服。每日 1 剂。

【功效】活血祛瘀，行血消肿。治早期肝硬化。

第十九节　胰腺炎

1. 蒲公英枳壳柴胡汤

【配方】蒲公英 30 克，枳壳 15 克，柴胡 10 克。

【用法】水煎服。每日 1 剂。3 次分服，连服半个月以上。

【功效】清热解毒，舒肝理气。治胰腺炎。

2. 天花粉大黄黄柏外敷

【配方】天花粉 20 克，大黄 15 克，黄柏 15 克，姜黄 15 克，白

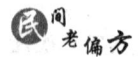

芷 15 克，天南星 10 克，陈皮 10 克，苍术 10 克，厚朴 10 克，甘草 10 克。

【用法】将上药共研细末混匀，用食醋调成糊状。敷贴于腹压痛部位，每天换药 1 次，3~5 天为 1 个疗程。

【功效】消肿散结，逐瘀通经。治胰腺炎。

3. 槟榔苦楝根皮汤

【配方】槟榔 30 克，苦楝根皮 30 克，白芍 15 克，使君子 15 克，黄芩 12 克，柴胡 9 克，大黄 9 克，乌梅 9 克，川楝子 9 克，车前子 9 克，枳实 9 克，花椒 6 克。

【用法】水煎服。每日 1 剂，3 次分服。

【功效】驱虫理气，清热泻脾。治胆道蛔虫并发胰腺炎。

4. 薏苡仁丹参汤

【配方】薏苡仁 30 克，丹参 30 克，蒲黄 12 克，延胡索 12 克，香附 10 克，没药 10 克，当归 10 克，川芎 10 克，赤芍 10 克，五灵脂 10 克，柴胡 10 克，黄芩 10 克。

【用法】水煎服。每日 1 剂，3 次分服。

【功效】活血化瘀，理气止痛。治胰腺炎。症见脘腹疼痛加剧，部位固定不移，脘腹或左胁下痞块，X 线片或 B 超发现胰腺有钙化或囊肿形成，舌质紫暗或有瘀斑、瘀点。

5. 山楂麦芽饮

【配方】山楂 15 克，炒麦芽 15 克。

【用法】共捣碎放入杯内，用开水冲泡。盖上盖后焖半小时即成，代茶饮。

【功效】促进消化，有助于慢性胰腺炎康复。

第二十节　胆道蛔虫

1. 苦楝树皮槟榔汤

【配方】苦楝树皮 15 克，槟榔 15 克，使君子 12 克，乌梅 10 克，萹蓄 9 克，黄柏 9 克，枳壳 9 克，木香 9 克，川椒 6 克。

【用法】水煎服。每日 1 剂，3 次分服。

【功效】消食破气，驱虫杀虫。治胆道蛔虫。

2. 萹蓄汤治胆道蛔虫

【配方】萹蓄 60 克。

【用法】水煎服。每日 1 剂。

【功效】杀虫。治胆道蛔虫。

3. 柴胡黄芩汤

【配方】柴胡 6 克，黄芩 6 克，制半夏 6 克，白芍 6 克，枳实 6 克，川楝子 6 克，延胡索 6 克，大黄 4 克，生姜 3 片，大枣 5 枚。

【用法】水煎服。每日 1 剂，3 次分服，3 剂为 1 个疗程。

【功效】治儿童胆道蛔虫死亡后尸阻胆道症。

4. 芝麻油花椒

【配方】芝麻油 30 克，花椒 9 克。

【用法】将麻油置锅内熬至冒烟，放入花椒。炸至变黑出味，去花椒，将油倾出凉后服。

【功效】止痛，驱虫且无毒副作用。治疗胆道蛔虫症。

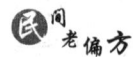

5. 乌梅大黄汤

【配方】乌梅 10 克，大黄 10 克，使君子肉 10 克，鹤虱 10 克，黄连 2 克，花椒 5 克。

【用法】水煎服。每日 1 剂。分多次频服。

【功效】杀虫安蛔。治疗儿童胆道蛔虫症。

第四章
男科常见疾病

第一节 阳 痿

1. 枸杞炖乳鸽

【配方】枸杞子 30 克，鸽子 1 只。

【用法】将枸杞子、鸽子（去毛及内脏），放入盅内，加水适量，隔水炖熟吃，吃肉饮汤。

【功效】滋肾益肝，营养滋补，壮腰健肾。治阳痿。

2. 虾肉炒韭菜

【配方】虾肉 50 克，韭菜 250 克。

【用法】虾肉用水泡软，锅中放油加热后，与切好的韭菜同炒，熟后加盐等调味品食用。

【功效】补肾壮阳，补气血暖肾。治阳痿。

3. 冬虫夏草胎盘方

【配方】冬虫夏草 9 克，胎盘 1 个。

【用法】共隔水炖熟吃。

【功效】保肺补肾，秘精益气，气血双补。治阳痿。

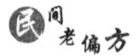

4. 肉苁蓉鹿角霜制附子汤

【配方】肉苁蓉 15 克（酒炒），鹿角霜 15 克，制附子 6 克。

【用法】水煎服。每日 1 剂，2～3 次分服，连服 7 日。

【功效】补肾阳益精血，补虚助阳。治阳痿。

5. 肉苁蓉羊肉大米粥

【配方】肉苁蓉 15 克，大米 50 克，精羊肉适量。

【用法】上 3 味共煮稠粥，空腹食。

【功效】补肾阳益精血。治阳痿，症见肾虚面黑，阳痿遗精，腰痛。

6. 淫羊藿金樱子汤

【配方】淫羊藿 20 克，金樱子 20 克，巴戟天 20 克，葫芦巴 20 克，阳起石 25 克，柴胡 15 克。

【用法】将阳起石先煎 30 分钟，然后去渣加入其余药物煎 30 分钟取汁，擦洗小腹部，每日 2 次，每次 20 分钟。

【功效】温阳补肾。适用于虚证阳痿，尤对命门火衰显效。

7. 牡蛎粉蛇床子干荷叶汤

【配方】牡蛎粉 30 克，蛇床子 30 克，干荷叶 30 克，浮萍草 30 克。

【用法】上药共研细末，每次用 20 克。加水 1 升，煎 3～5 沸。过滤去渣，淋洗阴茎。每日 2 次，每次 20 分钟。

【功效】潜阳固涩，温阳通脉。治阳痿。

8. 蛇床子苦参汤

【配方】蛇床子 50 克，苦参 50 克，龙胆草 20 克，荆芥 20 克，

海风藤 20 克，黄柏 20 克，白鲜皮 15 克，首乌藤 15 克，百部
15 克。

【用法】上药加入清水煎熬取药液，趁热先熏蒸阴茎、会阴部，
待药液温时浸洗阴茎至水凉。每日 1~2 次。

【功效】主治阳痿伴阴囊发痒及湿疹者。

9. 杜仲韭菜子汤

【配方】杜仲 15 克，韭菜子 15 克，巴戟天 12 克，葫芦巴 9 克。

【用法】水煎服。每日 1 剂。

【功效】可治中老年人肾阳虚损，阳痿不举，早泄精冷之症。

10. 韭菜子

【配方】韭菜子 30 克。

【用法】水煎服。每日 1 剂。

【功效】补肾壮阳，有壮阳起痿之功。治阳痿。

第二节　遗　精

遗精是指夜晚睡眠时不自觉地流出精液而言。遗精有梦遗与滑
精之分，有梦而遗精者称梦遗，无梦而遗精者称为滑精。

1. 艾叶

【配方】艾叶 300 克。

【用法】将艾叶装纱布包内，放进热水内浸泡半小时后，患者浸
入药池洗浴 20 分钟。每日 1 次。

【功效】治肾虚所致的遗精、早泄等症。

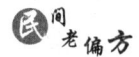

2. 牡蛎龙骨仙鹤草汤

【配方】煅牡蛎 30 克，煅龙骨 30 克，仙鹤草 30 克，知母 15 克，黄柏 12 克，五倍子 12 克，菟丝子 12 克，黄连 6 克，肉桂 6 克。

【用法】上药水煎后，趁热熏洗会阴部及阴茎、阴囊。每日 2 次，临睡前取药液加温浸洗两足。

【功效】主治遗精。

3. 仙鹤草黄芩丹皮汤

【配方】仙鹤草 30 克，黄芩 9 克，丹皮 9 克。

【用法】上药水煎后熏洗会阴部，以每晚睡前 1 次为宜。

【功效】主治遗精。

4. 五倍子汤

【配方】五倍子 100 克。

【用法】将五倍子煎汤取汁。擦洗阴茎、阴囊及小腹，每次 20 分钟，每日 3 次。

【功效】主治虚证遗精及遗精实证。

5. 核桃仁韭菜

【配方】核桃仁 60 克，韭菜 150 克。

【用法】核桃仁、韭菜用麻油炒熟，加适量盐、姜、葱、味精等调味佐餐食。

【功效】温肾固精。适用于因肾虚不藏之遗精。

6. 首乌藤牡蛎汤

【配方】首乌藤 30 克，牡蛎 30 克，地黄 20 克，天冬 10 克，麦冬 10 克，山萸肉 10 克，党参 9 克，茯神 9 克，远志 9 克，黄连 3 克，肉桂 3 克，甘草 6 克。

【用法】水煎服。每日 1 剂，晚上服。

【功效】滋阴降火，交通心肾。适用于心肾不交所致遗精。

7. 莲子粳米粥

【配方】莲子 50 克，粳米 100 克。

【用法】莲子去皮及心，研成细粉备用。粳米淘干净放入锅中，加莲子、清水。大火烧沸后，再改用小火煮至粥成。

【功效】补脾涩肠，益肾固精。适用于脾虚久泻久痢、肾虚遗精淋浊。

8. 芡实山药党参汤

【配方】芡实 30 克，山药 30 克，党参 15 克，莲子 15 克，炒枣仁 9 克。

【用法】加水适量慢火煮，服汤；再用白糖 15 克拌入药渣中同服，每日如此。

【功效】健脾补肾，固精。适用于遗精。

9. 生五倍子粉蜂蜜方

【配方】生五倍子粉 6 克，蜂蜜适量。

【用法】生五倍子粉掺蜂蜜后调匀，稀稠适度。敷在神阙穴上，纱布覆盖，胶布固定。早晚各 1 次。

【功效】固精。适用于遗精。

10. 淫羊藿龙骨牡蛎汤

【配方】淫羊藿 15 克，龙骨 15 克，牡蛎 15 克，沙苑子 9 克，芡实9克，金樱子9克，菟丝子9克，补骨脂9克，五味子6克，莲须4克。

【用法】水煎服。每日1剂，2次分服。

【功效】补肾固精，固肾涩精。用于肾气不固所致遗精。

第三节 早 泄

早泄是指同房时过早射精，随后阴茎即软，不能正常进行性交。

1. 蛇床子地骨皮石榴皮方

【配方】蛇床子10克，地骨皮10克，石榴皮10克。

【用法】将上药煎汤，熏洗阴部，并用手擦洗。性交前洗泡阴部。

【功效】主治早泄。

2. 熟地地骨皮汤

【配方】熟地黄30克，地骨皮15克，玄参15克，芡实15克，山药9克，牛膝9克，牡丹皮9克，肉桂3克。

【用法】水煎服。每日1剂，2次分服。

【功效】肾阴虚损，滋阴润燥，清热填精。治早泄。

3. 仙鹤草黄芩丹皮方

【配方】仙鹤草30克，黄芩9克，牡丹皮9克。

【用法】将上药煎液倒入盆内，趁热熏洗双足。每晚1次，每次20~30分钟。

【功效】清热凉血，活血化瘀。治早泄。

4. 牡蛎龙骨五倍子方

【配方】生牡蛎 30 克，生龙骨 30 克，五倍子 20 克，芡实 20 克，金樱子 10 克。

【用法】将上药加清水煎熬 30 分钟，过滤取汁。再加适量温开水加入盆内，趁热熏洗阴部。待药液温后浸洗龟头。每晚 1 次，15～20 日为 1 个疗程。

【功效】滋阴潜阳，敛汗固涩，软坚散结。主治早泄。

5. 龙骨牡蛎生地黄汤

【配方】龙骨 30 克，牡蛎 30 克，地黄 12 克，山萸肉 9 克，山药 9 克，知母 9 克，黄柏 9 克，泽泻 9 克，牡丹皮 9 克，金樱子 9 克，沙苑子 9 克。

【用法】水煎服。每日 1 剂，2 次分服。

【功效】滋阴潜阳。适用于阴虚阳亢所致的早泄。

6. 山药丹皮熟地汤

【配方】山药 12 克，牡丹皮 10 克，熟地黄 9 克，山萸肉 9 克，茯苓 10 克，泽泻 12 克，附子 6 克，肉桂 6 克。

【用法】水煎服。每日 1 剂，2 次分服。

【功效】益肾固精。适用于肾气不固所致的早泄。

7. 龙胆草黄芩栀子汤

【配方】龙胆草 15 克，黄芩 10 克，栀子 9 克，泽泻 12 克，木通 10 克，车前子 9 克，当归 10 克，地黄 9 克，甘草 9 克。

【用法】水煎服。每日 1 剂，2 次分服。

【功效】清泻肝经湿热。适用于肝经湿热所致的早泄。

8. 人参茶叶方

【配方】人参15克，茶叶5克。

【用法】水煎服。每日1剂，2次分服。

【功效】补气助阳。适用于因肾阳不足所致的早泄。

9. 人参黄芪龙眼肉汤

【配方】人参9克，黄芪12克，龙眼肉12克，当归10克，茯神9克，白术9克，远志6克，枣仁6克，木香6克，甘草6克。

【用法】水煎服。每日1剂，2次分服。

【功效】补益心脾。适用于心脾虚损所致的早泄。

10. 人参巴戟天黄芪汤

【配方】人参15克，巴戟天15克，黄芪15克，炒枣仁15克，当归9克，肉桂6克，远志6克，柏子仁6克，菟丝子6克，茯神6克，高良姜3克，附子3克。

【用法】水煎服。每日1剂，2次分服。

【功效】主治肾虚惊怯、心包虚寒所致的早泄。

第四节　性欲低下

1. 青虾炖豆腐汤

【配方】青虾15克，豆腐3块。

【用法】青虾洗净豆腐切成块，加葱、姜、盐共炖随意食用。

【功效】温肾壮阳。用于肾阳虚衰型性欲低下。

2. 巴戟天散

【配方】巴戟天 30 克，山萸肉 30 克，熟地黄 30 克，枸杞子 30 克，仙茅 30 克，紫河车 30 克，肉苁蓉 30 克，补骨脂 10 克，人参 15 克，当归 15 克，怀牛膝 15 克，柴胡 10 克，蜈蚣 10 条，麝香 1.5 克。

【用法】共为细末，每次 3 克。日服 2 次，3 个月为 1 个疗程。

【功效】补肾精，养气血，益天癸，润宗筋。治疗肾精不足，天癸未充所致的阴茎短小，虽举不坚。可伴见性欲淡漠，毛发不泽，发育欠佳，体倦易疲。

3. 菟丝子阳起石汤

【配方】菟丝子 15 克，阳起石 15 克，煅牡蛎 15 克，黄芪 15 克，山药 15 克，巴戟天 15 克，党参 15 克，枸杞子 15 克，肉苁蓉 15 克，熟附片 9 克，锁阳 9 克，山萸肉 9 克。

【用法】水煎服。每日 1 剂。

【功效】适用于男子腰酸腿软、畏寒背冷、夜尿多、阳痿；女子白带清稀，性欲冷淡。

4. 菟丝子肉苁蓉女贞子汤

【配方】菟丝子 15 克，肉苁蓉 15 克，女贞子 15 克，枸杞子 15 克，覆盆子 15 克，山萸肉 15 克，金樱子 15 克，鹿角霜 9 克，车前子 10 克，韭菜子 10 克，桑螵蛸 10 克，蛇床子 10 克，五味子 6 克。

【用法】水煎服。每日 1 剂。

【功效】本方适用于男子阳痿、早泄、遗精、滑精、精子稀少；女子带下清稀，性欲冷淡者。

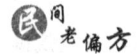

5. 山药淫羊藿汤

【配方】山药 30 克，仙灵脾 15 克，茯苓 15 克，生地黄 12 克，熟地黄 12 克，知母 9 克，黄柏 9 克，王不留行 9 克，石菖蒲 9 克，远志 6 克，肉桂 3 克，琥珀 1 克（吞服）。

【用法】水煎服。每日 1 剂，早晚 2 次分服。

【功效】温肾壮阳，清降相火。治性欲低下。

6. 九香虫杜仲散

【配方】九香虫 50 克，杜仲 40 克，车前子 20 克，陈皮 20 克，白术 20 克。

【用法】先将九香虫炒至半生半熟，车前子微炒，杜仲炙，与陈皮共为细末，每次服 5 克。每日早晚服，淡盐水或白酒送下。

【功效】补肾益气。适用于肾虚性欲低下兼见阳痿不起。

7. 人参炙黄芪汤

【配方】人参 15 克，炙黄芪 60 克，当归 15 克，焦白术 15 克，杜仲 15 克，菟丝子 15 克，淫羊藿 15 克，白芍 15 克，柴胡 10 克，升麻 6 克，陈皮 6 克，炙甘草 6 克，大枣 6 枚。

【用法】水煎服。每日 1 剂，早、晚 2 次分服。

【功效】补肝肾益精，补中益气，升提中气。治性欲低下。

8. 香附合欢皮汤

【配方】香附 9 克，合欢皮 9 克，紫苏子 9 克，路路通 9 克，郁金 9 克，焦白术 9 克，炒枳壳 9 克，炒乌药 9 克，陈皮 9 克。

【用法】水煎服。每日 1 剂。早、晚 2 次分服。

【功效】理气解郁，破气行气。治性欲低下。

9. 人参当归汤

【配方】人参9克，当归12克，白术12克，熟地黄9克，枸杞子9克，远志9克。

【用法】水煎服。每日1剂，日服2次。

【功效】补气益血，温肾宁心。治性欲低下。

10. 公鸡糯米酒方

【配方】公鸡1只，糯米酒500毫升。

【用法】将公鸡去毛去内脏，洗净剁块。加油及少量盐炒熟，盛大碗内加米酒隔水蒸熟，随意食用。

【功效】补肾益精。用于肾虚精亏型性欲低下。

第五节　急性肾炎

1. 金银花玄参连翘汤

【配方】金银花30克，玄参20克，连翘15克，板蓝根18克，牛蒡子9克，蝉蜕9克，山豆根9克，升麻12克，桔梗12克，黄芪12克，甘草6克。

【用法】水煎服。每日1剂，早晚2次温分服，连服14日为1个疗程。

【功效】疏散风热，清热解毒。主治急性肾小球肾炎之症见尿少、混浊。

2. 乌梢蛇鲜浮萍汤

【配方】乌梢蛇30克，鲜浮萍30克，蚕沙15克，白鲜皮12

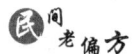

克，地肤子 12 克，蛇床子 12 克，蝉蜕 9 克，西河柳 9 克，麻黄 6 克。

【用法】水煎服。每日 1 剂。

【功效】祛风通络，利水渗湿。主治急性肾炎。

3. 五草汤

【配方】白花蛇舌草 30 克，鲜爵床草 30 克，益母草 30 克，车前草 15 克，浮萍草 10 克，黄芩 10 克，蝉蜕 10 克，白茅根 15 克，金银花 10 克，蒲公英 10 克。

【用法】水煎服。每日 1 剂，2 次分服。

【功效】祛风清热，解毒利水。主治急性肾炎浮肿少尿期。

4. 益母草金银花汤

【配方】益母草 30 克，金银花 15 克，白术 15 克，板蓝根 15 克，薏苡仁 12 克，当归 10 克，黄芪 12 克，山药 12 克，连翘 10 克，苍术 10 克，藿香 10 克，佩兰 10 克，茯苓 10 克，泽泻 10 克，牡丹皮 10 克。

【用法】水煎服。每日 1 剂，早晚分服。

【功效】清热解毒，利水消肿。主治急性肾炎。

5. 生石膏茺蔚子汤

【配方】生石膏 10 克，茺蔚子 10 克，苦参 10 克，牛黄子 10 克，防风 8 克，荆芥 8 克，知母 6 克，生白术 6 克，当归 6 克，蝉蜕 5 克，木通 4 克。

【用法】水煎服。每日 1 剂。

【功效】清热解毒，利水消肿。主治急性肾炎。

6. 冬瓜红小豆汤

【配方】冬瓜 500 克，红小豆 50 克，大米 100 克。

【用法】将冬瓜去皮去瓤，洗净切块。加水与红小豆、大米共煮粥服食。每日 1 剂，2～3 次分服。

【功效】主治急性肾炎之浮肿尿少。

【禁忌】慢性肾炎者忌服。

7. 香菇方

【配方】香菇适量。

【用法】将香菇水发、洗净、去蒂，加冰糖共炖，温服。每日 1 剂，连服 10～15 日。

【功效】补肝肾，健脾胃，益气血，益智安神，美容。治急慢性肾炎。

8. 菠萝白茅根石韦汤

【配方】菠萝肉 100 克，鲜白茅根 60 克，石韦 10 克。

【用法】上药共煎煮。每日 1 剂，早晚分服。

【功效】治急性肾炎、尿路结石、尿道炎。

9. 地丁鸡蛋方

【配方】紫花地丁 30 克，鸡蛋 2 个。

【用法】地丁加鸡蛋煮，一次服用，每日 2 次。连服 3～5 日。

【功效】治急性肾炎。

10. 茅根草龙胆草汤

【配方】茅根草 30 克，龙胆草 6 克，车前草 15 克，牛膝 15 克。

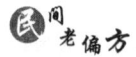

【用法】水煎服。每日1剂。

【功效】治急性肾炎水肿。

第六节 慢性肾炎

1. 黄芪玉米须汤

【配方】黄芪30克，玉米须30克，糯稻根30克，糯米25克。

【用法】炒糯米共加水煮30分钟左右，去渣取汁，代茶频频饮服。

【功效】益气利水之功。治慢性肾炎。

2. 桑椹子生薏苡葡萄干粥

【配方】桑椹子30克，生薏苡仁20克，葡萄干30克。

【用法】共煮粥。每日2次服食。

【功效】补肾利水。治慢性肾炎。

3. 车前子粥

【配方】车前子15克，粳米100克。

【用法】把粳米、车前子同放入锅内。用武火烧沸后，转用文火煮至米烂成粥。每日2次，早、晚餐食用。

【功效】利水消肿和中。治慢性肾炎。

4. 黄芪生薏苡仁方

【配方】黄芪30克（用纱布包），生薏苡仁30克，红枣7枚。

【用法】共入水熬煮熟烂，去黄芪后服食。

【功效】补气升阳，健脾利湿消肿。治慢性肾炎。

5. 商陆粳米粥

【配方】商陆 6 克，粳米 50~100 克。

【用法】先将商陆用水煎汁去渣，然后加入粳米煮粥。每日或隔日 1 次食。

【功效】适用于慢性肾炎水肿、肝硬化腹水。

6. 芡实白果粥

【配方】芡实 30 克，白果 10 枚，糯米 30 克。

【用法】共煮成粥。每日 1 次，10 日为 1 个疗程。

【功效】健脾固涩。用于脾失统摄型慢性肾炎。

7. 蜂蜜核桃饮

【配方】蜂蜜 30 克，核桃仁 10 枚。

【用法】核桃仁加水适量，煮沸后煎 15 分钟，调入蜂蜜即可。可长期服用。

【功效】主治慢性肾炎日久，脾气不足，肾精不固之面色㿠白，神疲纳少，尿蛋白长期存在者。

8. 茅根车前饮

【配方】白茅根 30 克，车前子 30 克，白糖 30 克。

【用法】水煎服。每日 1 剂。

【功效】用于血热之尿血、慢性肾炎。

9. 淡竹叶白茅根饮

【配方】淡竹叶 10 克，白茅根 30 克。

【用法】水煎，代茶饮顿服。

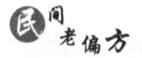

【功效】清热解毒，凉血止血。治慢性肾炎血尿。

10. 金樱子粳米粥

【配方】金樱子 30 克，粳米 50 克。

【用法】金樱子洗净后，放入锅内，加清水适量，用武火烧沸后，转用文火煮至米烂成粥，再加盐拌匀即成。

【功效】益肾固精。治慢性肾炎。

第七节　急慢性肾小球肾炎

1. 白茅根汤

【配方】白茅根 60 克。

【用法】水煎服。每日 1 剂。

【功效】利尿通淋，清热凉血。治急慢性肾小球肾炎。

2. 冬瓜皮茯苓皮

【配方】冬瓜皮 30 克，茯苓皮 15 克。

【用法】水煎代茶饮。每日 1 剂。

【功效】利水消肿。治急慢性肾小球肾炎，适用水肿较重者。

3. 赤小豆金银花汤

【配方】赤小豆 30 克，金银花 30 克，白茅根 30 克，桑白皮 15 克，连翘 10 克，黄芩 10 克。

【用法】水煎服。每日 1 剂。

【功效】清热凉血，利水消肿。此方治疗急性肾小球肾炎 25 例，痊愈 23 例，2 例转为慢性肾炎。

4. 益母草白茅根汤

【配方】益母草 30 克，白茅根 30 克，金银花 30 克，竹叶 10 克。

【用法】水煎服。每日 1 剂，2~3 次分服。

【功效】利尿消肿。治急性肾小球肾炎 10 例，痊愈 8 例，好转 2 例。

5. 生黄芪白茅根汤

【配方】生黄芪 30 克，白茅根 30 克，茯苓 15 克，金银花 15 克，猪苓 10 克，泽泻 10 克，滑石 10 克，连翘 10 克，通草 9 克，甘草 6 克。

【用法】水煎服。每日 1 剂。

【功效】利水退肿，清热凉血。治肾小球肾炎 8 例，痊愈 6 例，显效 1 例，无效 1 例。

第八节　急慢性肾盂肾炎

肾盂肾炎属中医学"热淋"范畴。

1. 金银花紫花地丁汤

【配方】金银花 30 克，紫花地丁 30 克，茯苓 15 克，车前子 12 克，牛膝 12 克，柴胡 9 克，黄芩 9 克，藿香 9 克，杜仲 9 克，川断 9 克，姜半夏 6 克，大黄 6 克。

【用法】水煎服。每日 1 剂，2 次分服。

【功效】清热解毒，分利湿热。治急慢性肾盂肾炎。

2. 赤小豆桑白皮汤

【配方】赤小豆 60 克，桑白皮 15 克。

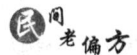

【用法】加水煎煮去桑白皮，饮汤食豆。

【功效】清热解毒，利水消肿。治急慢性肾盂肾炎，体表略有浮肿，尿检又常有少许脓细胞者，用作辅助治疗甚为适宜。

3. 白茅根旱莲草汤

【配方】白茅根 60 克，墨旱莲 30 克，白花蛇舌草 30 克，金银花 30 克，地黄 15 克，北沙参 15 克，玄参 15 克，太子参 15 克，小蓟 10 克，黄柏 10 克，射干 10 克，牡丹皮 10 克，赤芍 10 克，蝉蜕 6 克。

【用法】水煎服。每日 1 剂。

【功效】清热解毒，利水消肿。治急慢性肾盂肾炎。

4. 珍珠草大枣汤

【配方】珍珠草（全草）30 克，大枣 8 枚。

【用法】将上药初煎液 1 次空腹服，复煎液当茶饮。每日 1 剂。长期服用或加大剂量。

【功效】清热利水。治慢性肾盂肾炎患者 16 例，均获治愈，其中 4 例仅服药 12 剂；1 例服药 80 剂，一般服药 15～20 剂即愈；有 2 例追踪观察分别 10 年和 5 年，其余追踪观察 2～4 年均未见复发。

5. 车前草鱼腥草汤

【配方】车前草 60 克，鱼腥草 30 克。

【用法】水煎服。每日 1 剂。

【功效】清热解毒，凉血利尿。治慢性肾盂肾炎，适用于肾炎水肿明显兼舌苔黄腻者。

第九节　结　石

1. 金钱草海金沙粥

【配方】金钱草 60 克，海金沙 15 克，粳米 50 克，白糖适量。

【用法】把金钱草、海金沙（包）水煎，去渣留汁再加入粳米兑水煮粥。粥成加适量白糖，可当点心服食。每日 1 剂。

【功效】清热解毒，通利排石，清热利水，通淋和中。治疗石淋、砂淋（包括肾结石、输尿管结石、膀胱结石等），也可用于胆道结石和黄疸型肝炎。

2. 金钱草鸡内金汤

【配方】金钱草 15 克，鸡内金 12 克，石韦 12 克，海金沙 12 克，菟丝子 12 克，白芍 12 克，鹿角霜 9 克，生甘草 9 克，王不留行 9 克，琥珀 1 克（吞），桃仁 6 克，乌药 6 克。

【用法】水煎服。每日 1 剂。

【功效】清热解毒，通利排石，温肾壮阳，活血化瘀通络。治结石。

3. 黑木耳汤

【配方】黑木耳 30 克。

【用法】黑木耳煮熟后放调料，喝汤食黑木耳，每口 2 次。

【功效】通淋排石。治结石。

4. 金钱草鸡内金海金沙汤

【配方】金钱草 60 克，鸡内金 30 克，海金沙 20 克，石韦 15

克，萹蓄 15 克，车前子 15 克，瞿麦 12 克，滑石 12 克，延胡索 12 克，白茅根 15 克，黄柏 9 克，知母 9 克，木通 9 克。

【用法】水煎服。每日 1 剂，分 2 次温服。连服 6 日为 1 个疗程。另配合多饮水，茶水更好，多活动。

【功效】清热解毒，通淋排石。治泌尿系结石。

5. 硝石散

【配方】火硝 5 克，滑石 18 克。

【用法】火硝在铜勺内不让其接触铁器，放在文火上炒黄。炒黄的火硝与滑石置入药煲中，加水一大碗。煎服 10 分钟，倒出药汁服用。每日 1 剂，每日服 2 次。连续服用至尿石排出为止。

【功效】治结石。

第十节　膀胱炎

1. 玉米须车前子饮

【配方】玉米须 30 克，车前子 15 克，甘草 6 克。

【用法】水煎服。代茶饮。

【功效】清热解毒，利尿消肿。治膀胱炎。

2. 鲜竹叶石膏粳米粥

【配方】鲜竹叶 15 克，石膏 30 克，粳米 50 ~ 100 克，砂糖少许。

【用法】鲜竹叶与石膏水煎煮取汁，与粳米、砂糖少许共煮，以武火煮开，再用文火熬成稀粥即可食用。

【功效】清热降火，除烦止渴。治膀胱炎。

3. 车前草方

【配方】车前草 60 克。

【用法】水煎服。当茶饮。

【功效】清热利尿，凉血解毒。治膀胱炎。

4. 车前草蒲公英茵陈汤

【配方】车前草 50 克，蒲公英 30 克，茵陈 30 克，白糖 50 克。

【用法】水煎去渣取汁，加入白糖稍炖即成。每日 1 剂。2 次分服，连用 5 日为 1 个疗程。

【功效】清热解毒，利尿通淋。治膀胱炎。

5. 车前草猪肚方

【配方】车前草 30 克，猪小肚 200 克。

【用法】将猪小肚切成小块，加清水适量与车前草煲汤。用食盐调味，饮汤食猪小肚，每日 2 次。

【功效】清热利湿，利尿通淋。可治膀胱炎、尿道炎。

第十一节 男性不育

1. 党参枸杞子汤

【配方】党参 15 克，枸杞子 9 克，菟丝子 9 克，五味子 9 克，覆盆子 9 克，车前子 9 克（包），白术 9 克，茯苓 9 克，淫羊藿 9 克，续断 12 克，当归 9 克，甘草 6 克。

【用法】水煎服。每日 1 剂。

【功效】补中益气，补肾益精壮阳。治男性不育。

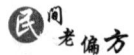

2. 乌龟肉

【配方】乌龟（250 克以上）1 只。

【用法】乌龟活杀去壳内脏洗净，切成小块置锅中。加黄酒、调料、食盐，隔水清炖 50 分钟分次食用。

【功效】益肾滋阴，填精。治男性不育症属肾阴亏虚型，症见精液量少而稀，腰膝酸软，失眠健忘，五心烦热，盗汗口干者。

3. 当归赤芍汤

【配方】当归 12 克，赤芍 12 克，延胡索 10 克，没药 10 克，蒲黄 10 克，炒五灵脂 10 克，川牛膝 10 克，炒茴香 6 克，川芎 6 克，琥珀末 1 克（冲）。

【用法】水煎服。每日 1 剂，2 次分服。

【功效】适用于性交时常常自感小腹、阴囊部胀涩抽痛，不能射精的不育者。

4. 淫羊藿阳起石汤

【配方】淫羊藿 30 克，阳起石 30 克，鹿角胶 18 克，龟甲 18 克，菟丝子 15 克，熟地黄 15 克，女贞子 9 克，山药 12 克，五味子 10 克。

【用法】水煎服。每日 1 剂，2 次分服。

【功效】适用于性交时常常自感小腹、阴囊部胀涩抽痛，不能射精的不育者。

5. 金银花丹参汤

【配方】金银花 30 克，丹参 30 克，淫羊藿 15 克，生地黄 12 克，熟地黄 12 克，知母 9 克，黄柏 9 克，赤芍 9 克，白芍 9 克，牡丹皮 9 克，车前子 9 克（包），生甘草 6 克。

【用法】水煎服。每日 1 剂，2 次分服。

【功效】本方适用于精液不化的男子不育症。

第十二节　前列腺炎

1. 车前草竹叶汤

【配方】车前草 60 克，竹叶 10 克，生甘草 10 克。

【用法】水煎服。每日 1 剂，代茶饮用。

【功效】清热利尿，凉血解毒。治前列腺炎。

2. 金银花菊花汤

【配方】金银花 60 克，菊花 30 克，生甘草 15 克。

【用法】水煎服。每日 1 剂，代茶饮用。

【功效】清热解毒。治前列腺炎。

3. 贯众石莲子汤

【配方】贯众 30 克，石莲子 30 克。

【用法】共捣碎沸水冲泡后，当茶水饮。每日 1 剂，日服 3 次。

【功效】清热解毒。治前列腺炎，如严重难愈，再按上述方法坚持饮用，必有良效。

4. 白花蛇舌草菟丝子汤

【配方】白花蛇舌草 30 克，菟丝子 15 克，茯苓 15 克，王不留行 12 克，萆薢 12 克，车前子 12 克，益智仁 12 克，泽泻 12 克，知母 12 克，穿山甲 10 克。

【用法】水煎服。每日 1 剂。药渣煎水熏洗会阴部。14 日为 1

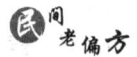

个疗程。

【功效】清热解毒，利湿祛浊。治前列腺炎。

5. 败酱草炒谷芽汤

【配方】败酱草30克，炒谷芽30克，萆薢12克，瞿麦12克，牛膝12克，延胡索12克，龙胆草9克，牡丹皮10克，赤芍10克，通草6克。

【用法】水煎服。每日1剂。煎2次后中药渣加水适量，煎汤后坐浴。

【功效】清热解毒，除下焦湿热。治前列腺炎。

第十三节　前列腺肥大增生

1. 海浮石海藻汤

【配方】海浮石15克，海藻15克，昆布15克，党参15克，黄芪15克，半夏10克，橘核10克，泽泻10克，陈皮10克，白术10克，肉桂6克，甘草6克。

【用法】水煎服。每日1剂。10日为1个疗程，可连服2~3个疗程。

【功效】治疗老年人前列腺肥大症。症见小便频数，尿急，小便不畅，甚至点滴而下，小腹胀坠，腰腿酸软，神疲无力，口淡食减，便溏，面色无华，脉滑，舌胖大，苔微腻。肛诊可触到肿大质硬的前列腺，中间沟变浅等。

2. 白胡椒细辛敷脐方

【配方】白胡椒30克，细辛30克。

【用法】把白胡椒、细辛研成细末，用时取药末3克敷于脐部。

外用麝香风湿膏覆盖，3 日换药 1 次。10 次为 1 个疗程，然后停药休息 2 日，继续下个疗程。

【功效】对前列腺肥大、小便淋漓难解而无湿热者，有较好疗效。

3. 百合茯苓汤

【配方】百合 50 克，茯苓 20 克。

【用法】水煎煮滤渣取汁，加白糖分次食用。

【功效】滋阴利湿。适用于前列腺肥大属肾阴亏损型，症见小便点滴不畅，全身无力气短少言者。

4. 白茅根赤小豆粥

【配方】白茅根 50 克，赤小豆 30 克，粳米 50 克。

【用法】白茅根洗净切小段置锅中，加水煎后滤渣取汁。加赤小豆、粳米煮成粥，趁热食用。

【功效】清热利尿，通淋化瘀。治疗前列腺肥大属瘀积内阻型。

5. 银耳炖猪瘦肉

【配方】银耳 50 克，猪瘦肉 50 克。

【用法】猪瘦肉洗净切成小片，银耳水发同置锅中，加调料、盐隔水清蒸 30 分钟，即可食用。

【功效】滋阴补肾，化气利尿。治疗前列腺肥大属肾阴亏损型，症见小便不畅，甚至无尿耳鸣口干，腰膝酸软者。

第十四节　尿　频

尿频指排尿次数增多。正常成人白天平均排尿 4～6 次，夜间就寝后 0～2 次。婴儿昼夜排尿 20～30 次。如排尿次数明显增多，超

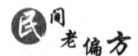

过了上述范围就是尿频。

1. 覆盆子韭菜子汤

【配方】覆盆子15克，韭菜子12克，金樱子12克，菟丝子12克。

【用法】水煎服。每日1剂。

【功效】补肾温阳，固精缩尿。本方适用于老年人尿频。

2. 韭菜子粳米粥

【配方】韭菜子15克，粳米50克。

【用法】将韭菜子用小火炒熟后，与粳米、细盐一起放入砂锅，加适量清水，用小火熬至粥稠后食用。

【功效】温肾补阳，固精止遗缩尿。治尿频。

3. 蒲公英方

【配方】蒲公英60克。

【用法】水煎代茶饮。

【功效】清热解毒。此方适用于小便频数而腰痛。

4. 五倍子敷脐方

【配方】五倍子适量。

【用法】五倍子炒黄研为细末，用开水调成膏，敷于神阙穴，用纱布覆盖胶布固定。每日睡前1次，连用7日。

【功效】治尿频。

5. 生棉花籽鸡蛋汤

【配方】生棉花籽10克，鸡蛋2个。

【用法】生棉花籽水煎后，趁热用筷子把蛋弄碎。搅拌后吃蛋喝汤。每日吃一次，连续服用 15 日，即可见效。

【功效】温肾助阳。治尿频。

第十五节　不射精

1. 巴戟天淫羊藿汤

【配方】巴戟天 15 克，淫羊藿 15 克，山萸肉 12 克，枸杞子 12 克，金樱子 12 克，桑椹子 12 克，地黄 12 克，远志 10 克，炙甘草 10 克。

【用法】水煎服。每日 1 剂，2~3 次分服，20 日为 1 个疗程。

【功效】补肾壮阳，固精缩尿。此方不射精患者 46 例，用药 1~3 个疗程，痊愈 38 例，显效 4 例，好转 3 例，无效 1 例。

2. 龟甲紫石英汤

【配方】龟甲 15 克（先煎），紫石英 15 克，乌贼骨 15 克，蜂房 15 克，淫羊藿 15 克，菟丝子 12 克，芡实 12 克，穿山甲 12 克，丹参 12 克，山萸肉 9 克，首乌 9 克，锁阳 9 克，石菖蒲 9 克，葫芦巴 9 克，桔梗 4 克，五倍子 4 克。

【用法】水煎服。每日 1 剂，2 次分服。

【功效】补肾益精开窍。适于肾精亏损之不射精者服用。

3. 女贞子地龙汤

【配方】女贞子 15 克，地龙 15 克，王不留行 15 克，石菖蒲 15 克，路路通 15 克，郁金 12 克，赤芍 12 克，穿山甲 10 克，炙麻黄 10 克，车前子 10 克，柴胡 9 克，当归 9 克，蜈蚣 2 条（研末冲服）。

【用法】水煎服。每日 1 剂。18 日为 1 个疗程。

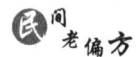

【功效】调达肝气，益精通关。治疗肝郁精瘀，精关不通。治疗此方治疗 2 周后，性交时射精成功。

4. 阳起石王不留行汤

【配方】阳起石 30 克，王不留行 30 克，淫羊藿 15 克，何首乌 15 克，鹿角胶 12 克，巴戟天 12 克，菟丝子 12 克，韭菜籽 9 克，柴胡 9 克，牛膝 9 克，桃仁 9 克，蜈蚣 2 条。

【用法】水煎服。每日 1 剂。10 日为 1 个疗程。

【功效】温补肾阳，疏调肝气。主治不射精症。

5. 淫羊藿肉苁蓉汤

【配方】淫羊藿 15 克，肉苁蓉 15 克，怀牛膝 15 克，玄参 15 克，车前子 10 克，蛇床子 10 克，知母 10 克，黄柏 10 克，泽泻 10 克，鹿角胶 6 克。

【用法】水煎服。每日 1 剂，连服 1 个月为 1 个疗程。

【功效】补肾通精。适于肾虚不射精。

第十六节　睾丸炎

1. 金银花白芷汤

【配方】金银花 30 克，白芷 9 克，贝母 9 克，赤芍 9 克，当归 9 克，炒皂角刺 9 克，炒穿山甲 9 克，天花粉 9 克，陈皮 9 克，防风 6 克，乳香 6 克，没药 6 克，甘草 6 克。

【用法】水煎服或水酒各半煎。每日 1 剂，2 次分服。

【功效】主治热毒流注于肝经结于睾丸，气血瘀滞之急性睾丸炎。

2. 生黄芪当归汤

【配方】生黄芪 30 克，当归 15 克，穿山甲 9 克，川芎 9 克，皂角刺 9 克。

【用法】水煎服或水酒各半煎。每日 1 剂，2 次分服。

【功效】消毒透脓。用于睾丸炎之内已成脓，外不易溃者。

3. 鲜芦根金银花汤

【配方】鲜芦根 30 克，金银花 30 克，连翘 12 克，葛根 12 克，天花粉 12 克，板蓝根 12 克，生石膏 15 克，龙胆草 9 克，牡丹皮 9 克，川楝子 9 克，赤芍 9 克，郁金 9 克。

【用法】水煎服。每日 1 剂，2 次分服。

【功效】主治流行性腮腺炎合并睾丸炎。

4. 丹参黄芪汤

【配方】丹参 30 克，黄芪 15 克，金银花 15 克，连翘 15 克，昆布 15 克，海藻 15 克，当归 10 克，赤芍 10 克，大黄 12 克，芒硝 3 克。

【用法】水煎服。每日 1 剂，2 次分服。

【功效】主治睾丸炎发病在 1 周内，恶寒发热者。

5. 蒲公英金银花汤

【配方】败酱草 30 克，蒲公英 30 克，金银花 30 克，连翘 12 克，滑石 12 克，茯苓 12 克，车前子 12 克，莲须 12 克，当归 12 克，丹参 12 克，赤芍 12 克，穿山甲 9 克，王不留行 15 克，甘草 6 克。

【用法】水煎服。每日 1 剂，2 次分服。

【功效】清热解毒。治疗急性睾丸炎。

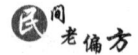

第十七节 瀌 病

1. 凤眼草方

【配方】凤眼草 20 克。

【用法】用开水浸泡后饮服，每天 3 次，直至病愈。或者水煎代茶饮。

【功效】清热燥湿，利尿通淋。治淋病。

2. 土茯苓夏枯草汤

【配方】土茯苓 30 克，夏枯草 30 克，滑石 24 克，萆薢 15 克，萹蓄 15 克，虎杖 15 克，栀子 12 克，延胡索 10 克，苦参 10 克，甘草 10 克。

【用法】水煎服。每日 1 剂，日服 2 次。

【功效】清热解毒，燥湿利尿，通淋止痛。治淋病。

3. 珍珠草方

【配方】珍珠草干品 30 克（鲜品 60 克），大枣 6 枚。

【用法】水煎服。头煎空腹顿服，二煎代茶饮。

【功效】清热解毒，渗湿利水。治淋病。

4. 川楝子方

【配方】川楝子 20 克。

【用法】取川楝子砸碎，水煎 2 次，两煎药液调匀。早晚分服，5 日为 1 个疗程。

【功效】清热燥湿。治疗淋病。

5. 马齿苋方

【配方】马齿苋干品 90 克（鲜者加倍）。

【用法】水煎服。每日 1 剂，早晚分服，连服 10 日为 1 个疗程。

【功效】清热解毒，除湿通淋。治疗淋病。

第十八节　泌尿系结石

泌尿系结石多属中医学"石淋""血淋"等范畴，一般而论，湿热蕴结下焦乃致结石形成。若结石表面粗糙，则易嵌入输尿管、肾盂、尿道，其轻微移动必致疼痛、出血等症，局部必有水肿、炎性粘连等病变。

1. 熟地黄薏苡仁汤

【配方】熟地黄 30 克，薏苡仁 30 克，茯苓 15 克，玄参 15 克，山茱萸 15 克，麦冬 15 克，泽泻 12 克。

【用法】水煎服。每日 1 剂。

【功效】利水渗湿。治泌尿系结石。

2. 冬葵子茯苓散

【配方】冬葵子 90 克，茯苓 30 克，滑石 30 克，芒硝 10 克，肉桂 10 克，甘草 10 克。

【用法】上为散饮服 9 克，日服 3 次。

【功效】利水通淋，润燥软坚。治泌尿系结石。

3. 金钱草威灵仙汤

【配方】金钱草 30 克，威灵仙 12 克，滑石 24 克，炮穿山甲 9 克，川牛膝 12 克，鸡内金 9 克，制乳香 9 克，甘草梢 6 克。

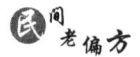

【用法】水煎服。每日 1 剂。

【功效】清热解毒，利尿通淋。治疗泌尿系结石。

4. 金钱草鱼脑石汤

【配方】金钱草 30 克，鱼脑石 15 克，萆薢 15 克，石韦 15 克，海金沙 15 克，滑石 15 克，萹蓄 15 克，芒硝 10 克，炒知母 10 克，炒黄柏 10 克。

【用法】水煎服。每日 1 剂。

【功效】清热解毒利尿排石。治泌尿系结石，症见腰部疼痛，掣引腹部疼痛，甚则恶心呕吐，尿少不畅尿痛或尿血。

5. 海金沙车前子汤

【配方】海金沙 30 克，车前子 15 克，当归 15 克，沙参 15 克，炒冬葵子 15 克，石韦 15 克，乌药 12 克，制乳香 10 克，制没药 10 克。

【用法】水煎服。每日 1 剂，3 次分服。

【功效】清热解毒，利尿排石。治泌尿系结石。

第五章
内分泌科常见疾病

第一节　糖尿病

糖尿病是常见的有遗传倾向的内分泌代谢病，是由于胰岛素分泌绝对或相对不足而引起的碳水化合物、蛋白质、脂肪代谢杂乱的一种慢性病。本病的发生除遗传因素之外，精神损伤、五志过激是其主要诱因。此外，与饮食所伤、运动缺乏、性欲不节、肾虚精耗等原因也有一定关系，且病程长病势缠绵，严重损害患者的身体健康。

1　糯稻秆方

【配方】糯稻秆 30 克。

【用法】将糯稻秆切碎炒煲，沸水泡代茶饮。

【功效】益胃生津。治糖尿病口渴。

2. 鲜菠菜根鸡内金大米方

【配方】鲜菠菜根 50 克，鸡内金 10 克，大米 50 克。

【用法】把菠菜根洗净切碎，加水同鸡内金共煎煮 30～40 分钟。然后下米煮作烂粥。每日分 2 次连菜与粥服食。

【功效】止渴润燥，健胃消食。治糖尿病。

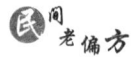

3. 猪胰子生地玉竹汤

【配方】 猪胰子 1 具，地黄 15 克，玉竹 15 克，山药 15 克，石斛 12 克，沙苑子 10 克，知母 10 克，红花 10 克，附子 6 克，肉桂 6 克。

【用法】 水煎服。日服 2 次，早饭前、晚饭后 30 分钟温服，猪胰子切成小块吞食。

【功效】 滋阴除热，润燥止渴，养胃生津。治糖尿病。

4. 人参丹参生黄芪汤

【配方】 人参 15 克，丹参 30 克，生黄芪 30 克，地黄 30 克，苍术 15 克，葛根 15 克。

【用法】 水煎服。每日 1 剂，日服 2 次，早晚饭后 30 分钟温服。

【功效】 本方降糖方，经药理研究证明，方中 6 味药物均为降糖药物。治糖尿病。

5. 黑木耳白扁豆方

【配方】 黑木耳 60 克，白扁豆 60 克。

【用法】 共研细粉，每服 9 克，每日 2 ~ 3 次服。

【功效】 补脾和中，健脾化湿。治糖尿病。

6. 天冬麦冬粳米粥

【配方】 天冬 12 克，麦冬 15 克，粳米 100 克。

【用法】 先将天冬、麦冬煎取汁，与粳米煮成粥，早晚供餐用。

【功效】 养胃生津，清热滋肾。治糖尿病。

7. 地骨皮地锦草生地汤

【配方】 地骨皮 15 克，地锦草 15 克，生地黄 15 克，南沙参 12

克，麦冬 10 克，石膏 30 克（先煎），知母 10 克，僵蚕 10 克，泽泻 12 克，苦参 10 克，青黛 5 克（包煎）。

【用法】先将上药浸泡 30 分钟，再煎煮 30 分钟。每剂药煎 2 次，将 2 次煎出的药液混合分 2 次服用。

【功效】养胃生津，清热燥湿。治疗非胰岛素依赖型糖尿病。

8. 菠菜梗玉米须汤

【配方】菠菜梗 100 克，玉米须 30 克。

【用法】水煎服。每日 1 剂。

【功效】止渴润燥，清热解毒，利尿消肿。治糖尿病。

9. 熟地黄山药党参汤

【配方】熟地黄 30 克，山药 30 克，党参 15 克，覆盆子 15 克，五味子 3 克，五倍子 3 克。

【用法】水煎去渣，取汁代茶常服。

【功效】滋肾益阴，健脾生津。治糖尿病。

10. 公鸡益智仁汤

【配方】公鸡 1 只（约重 1 000 克），益智仁 30 克，薏苡仁 30 克，芡实 30 克，白扁豆 30 克。

【用法】上药填入鸡腔内，炖汤服食。每 2 日 1 剂，服 3～5 次后，改每 10 日 1 剂。

【功效】本方尤适用于老人糖尿病。

第二节　甲状腺功能亢进症

甲状腺功能亢进症属中医学"瘿病"范畴。

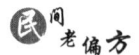

1. 蒲公英方

【配方】蒲公英 60 克。

【用法】水煎 2 碗，温服 1 碗，剩下 1 碗趁热熏洗，每日 1 次。

【功效】清热解毒。治甲状腺功能亢进症术后突眼加重症 3 例效果良好。

2. 生大黄黄药子散

【配方】生大黄 30 克，黄药子 30 克，重楼 15 克，全蝎 10 克，僵蚕 10 克，土鳖虫 10 克，明矾 5 克，蜈蚣 5 条。

【用法】共为细末，用醋、酒各半调敷，保持湿润。每料药可用 3 日，7 日为 1 个疗程。

【功效】解毒破瘀，软坚散结。治甲状腺功能亢进症。

3. 淡菜紫菜汤

【配方】淡菜 60 克，紫菜 15 克。

【用法】紫菜清水洗净，淡菜清水浸透。入瓦锅内清水同煲，调味后吃菜饮汤。

【功效】软坚散结，消瘿病。治甲状腺功能亢进症。

4. 熟地黄当归汤

【配方】熟地黄 30 克，当归 15 克，枸杞子 15 克，羌活 6 克，泽泻 6 克。

【用法】水煎服。每日 1 剂，连服 2～6 个月。

【功效】清热滋阴，益肝滋肾。治甲状腺功能亢进症性突眼。

5. 鳖甲当归汤

【配方】鳖甲 15 克，当归 10 克。

【用法】水煎服。煎汤 1 碗一次喝下，每日 3 次，连用 10 日。

【功效】滋阴潜阳，软坚散结。治甲状腺功能亢进症。

第三节　甲状腺炎

1. 夏枯草鳖甲当归汤

【配方】夏枯草 30 克，鳖甲 15 克，当归 10 克。

【用法】水煎服。煎汤 1 碗一次喝下，每日 3 次，连用 10 天。

【功效】散郁结，滋阴潜阳，软坚散结。治甲状腺炎。

2. 黄药子蒲公英汤

【配方】黄药子 15 克，蒲公英 60 克，地黄 15 克。

【用法】水煎服。每日 1 剂。

【功效】清热解毒，消痰散结。治甲状腺炎。

3. 金银花夏枯草汤

【配方】金银花 30 克，夏枯草 30 克。

【用法】代茶饮。每日 1 剂。

【功效】清热解毒，消痰散郁结。治甲状腺炎，适用于亚急性甲状腺炎初起，症见畏寒发热、头痛、颈肿痛、舌红苔黄者。

4. 黄芪茯苓粳米粥

【配方】黄芪 30 克，茯苓 30 克，粳米 100 克。

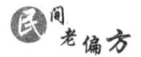

【用法】黄芪、茯苓水煎后去渣，加粳米煮粥食用。

【功效】利水退肿，渗湿。治甲状腺炎。

5. 生石膏板蓝根汤

【配方】生石膏 30 克，板蓝根 15 克，连翘 12 克，葛根 12 克，青蒿 10 克，黄芩 10 克，竹叶 10 克，大青叶 10 克，牛蒡子 10 克，僵蚕 10 克，赤芍 10 克，郁金 10 克，牡丹皮 10 克，陈皮 10 克，姜半夏 6 克，甘草 6 克。

【用法】水煎服。每日 1 剂。

【功效】清热解毒，活血祛瘀。治甲状腺炎。

第四节　甲状腺瘤

1. 丝瓜络夏枯草汤

【配方】丝瓜络 30 克，夏枯草 30 克，甘草 10 克。

【用法】水煎服。每日 1 剂，早晚分服。1 个月为 1 个疗程，需服 2 ~ 3 个疗程。

【功效】通经络，行血脉，散郁结。治甲状腺瘤。

2. 夏枯草生牡蛎汤

【配方】夏枯草 30 克，生牡蛎 30 克，生蛤壳 15 克，茯苓 15 克，何首乌 15 克，黄药子 15 克，党参 12 克，米壳 10 克，浙贝母 6 克，土鳖虫 10 克，白芍 10 克，莪术 6 克，甘草 6 克，田三七末 3 克（冲服）。

【用法】水煎服。每日 1 剂，1 个月为 1 个疗程。

【功效】软坚散结，清热解毒。治甲状腺瘤。

3. 海藻昆布汤

【配方】海藻 15 克，昆布 15 克，玄参 15 克，生牡蛎 30 克（先煎），当归 15 克，夏枯草 15 克，海浮石 12 克，香附 12 克，浙贝母 9 克，青皮 9 克，柴胡 9 克，红花 9 克，半夏 9 克，甘草 6 克。

【用法】水煎服。每日 1 剂，1 个月为 1 个疗程。

【功效】软坚散结，活血散瘀。治甲状腺瘤，观察治疗甲状腺腺瘤 6 例，均收到满意效果。

4. 土茯苓苦参汤

【配方】土茯苓 30 克，苦参 10 克，天花粉 10 克，皂角刺 10 克，桔梗 10 克，夏枯草 10 克，郁金 10 克，白芥子 10 克，柴胡 10 克，半夏 10 克，陈皮 6 克，甘草 6 克。

【用法】水煎服。每日 1 剂，1 个月为 1 个疗程。

【功效】清热解毒，软坚散结。治甲状腺瘤一般须服 6~30 剂，均收到满意效果。

5. 生龟甲生鳖甲汤

【配方】生龟甲 15 克（先煎），生鳖甲 15 克（先煎），青礞石 15 克（先煎），生牡蛎 30 克（先煎），夏枯草 15 克，地黄 12 克，玄参 12 克，麦冬 9 克，女贞子 12 克，海藻 12 克，青葙子 12 克，丹参 12 克，莪术 10 克，甘草 10 克。

【用法】水煎服。每日 1 剂，1 个月为 1 个疗程。

【功效】滋阴潜阳，软坚散结。治甲状腺瘤，症见甲状腺肿大，人体消瘦，轻度眼突，两手震颤明显者。

第五节　骨质疏松

1. 核桃仁芝麻方

【配方】核桃仁 100 克，芝麻 50 克，白糖 30 克。

【用法】核桃仁沸水浸泡后撕去表皮沥干，加芝麻、白糖同捣调匀。每日 2 次，每次服 15 克。

【功效】补气养血，补肝肾，益精血。治骨质疏松症之腰痛酸软者。

2. 龟甲鸡蛋壳散

【配方】龟甲 100 克，鸡蛋壳 100 克，白糖 50 克。

【用法】龟甲、鸡蛋壳洗净沥干后炙酥研细末，白糖和匀。每日 2 次，每次服 6 克。

【功效】滋阴潜阳。治骨质疏松症，适用于骨质疏松症和骨折中后期患者。

3. 猪脊髓熟地黄方

【配方】猪脊髓 100 克，熟地黄 30 克，党参 12 克，菟丝子 10 克。

【用法】加盐适量，隔水炖 4 小时。每日 1 剂，3 次分服。

【功效】补血滋肾，养血益阴。治骨质疏松症。

【宜忌】患者宜冬令调摄。

4. 丹参黄芪牛鞭膏

【配方】丹参 500 克，黄芪 250 克，牛鞭 500 克，阿胶 250 克，核桃仁 250 克（研末），海马 50 克，冰糖 250 克。

【用法】黄芪、丹参水煎 3 次，去渣存汁混合。加入洗净浸胀切片的牛鞭，文火煎煮成浓汁。再加陈酒炖烊的阿胶、冰糖、海马粉、核桃仁，捣末收膏。每日服 2 次，每次 6 毫升。

【功效】温补肾阳，调气活血。治骨质疏松症。

【宜忌】患者宜冬令调摄。

5. 鲜猪皮续断方

【配方】鲜猪皮 200 克，续断 15 克，生姜 15 克，黄酒 100 克。

【用法】取鲜猪皮洗净去毛、去脂，切小块，放入蒸锅内加生姜、黄酒食盐适量。取续断煎浓汁加入锅内，加水适量火煮至猪皮烂为度。即可食用，每日 1 剂，2 次分服。

【功效】强筋壮骨，补肝肾。治骨质疏松症。

第六章
神经内科常见疾病

第一节 头 痛

1. 党参茯苓汤

【配方】党参 10 克，茯苓 15 克，旋覆花 10 克，半夏 10 克，吴茱萸 6 克，肉桂 3 克。

【用法】水煎服。每日 1 剂。

【功效】温经散寒，散寒止痛。治寒凝厥阴型血管神经性头痛。

2. 茯苓半夏汤

【配方】茯苓 15 克，半夏 10 克，桔梗 9 克，陈皮 9 克，枳实 6 克，竹茹 6 克。

【用法】水煎服。每日 1 剂。

【功效】清化痰湿，清热止痛。治痰湿化热型血管神经性头痛。

3. 太子参野菊花汤

【配方】太子参 30 克，野菊花 15 克，赤芍 12 克，蔓荆子 10 克，重楼 9 克，川芎 9 克，蜈蚣 1 条。

【用法】水煎服。每日 1 剂，2 次分服。药渣用布包，热敷患处。

【功效】治头痛。用药 5～10 剂，有效率达 93.6%。

【禁忌】服药期禁房事，避风寒，忌辛辣。

4. 川芎白芍汤

【配方】川芎 15 克，白芍 15 克，酸枣仁 15 克，葛根 15 克，天麻 10 克，僵蚕 10 克，白芥子 3 克，细辛 3 克。

【用法】水煎服。每日 1 剂，2 次分服。

【功效】活血行气，祛风止痛。头痛患者用药 5～10 日，有效率为 95%。

5. 薄荷饮

【配方】薄荷叶 10 克。

【用法】薄荷叶放入茶杯内，用开水冲泡 5 分钟后服用，早晚各服 1 次。

【功效】疏散风热，清头目。治疗偏头痛。

6. 龙胆草丹皮汤

【配方】龙胆草 9 克，牡丹皮 12 克，地黄 12 克，柴胡 9 克，赤芍 10 克，白芍 10 克，枳壳 9 克。

【用法】水煎服。每日 1 剂。

【功效】清肝凉血，泻肝胆实火。治肝经血热型血管神经性头痛。

7. 天麻当归汤

【配方】天麻 12 克，当归 12 克，菊花 12 克，茯苓 12 克，地黄 10 克，白芍 12 克，蔓荆子 12 克，白芷 12 克，川芎 12 克，丹参 12

克，红花 10 克，桃仁 6 克。

【用法】水煎服。每日 1 剂。

【功效】活血化瘀，祛风镇痛。主治偏头痛。

8. 半夏钩藤汤

【配方】半夏 10 克，钩藤 12 克，茯苓 15 克，白芍 12 克，胆星 6 克，陈皮 9 克。

【用法】水煎服。每日 1 剂。

【功效】祛风燥湿化痰。主治风痰阻络型血管神经性头痛。

9. 当归化瘀汤

【配方】当归 12 克，丹皮 10 克，红花 6 克，地黄 15 克，桔梗 9 克，川芎 6 克。

【用法】水煎服。每日 1 剂。

【功效】活血化瘀。主治瘀血阻络型头痛。

10. 墨旱莲茯苓汤

【配方】墨旱莲 15 克，茯苓 15 克，山萸肉 12 克，女贞子 15 克，菊花 9 克。

【用法】水煎服。每日 1 剂。

【功效】滋补肝肾。主治肝肾阴虚型头痛。

11. 金银花月季花汤

【配方】金银花 15 克，月季花 12 克，菊花 10 克，桃花 10 克。

【用法】水煎服。每日 1 剂，2 次分服。

【功效】清热解毒，散风明目。治周期性头痛。

12. 醋龟甲龙骨汤

【配方】醋龟甲 30 克，龙骨 30 克，熟地黄 30 克，川芎 15 克，莲子心 15 克，茯苓 15 克，麦冬 15 克，炒枣仁 15 克。

【用法】水煎服。每日 1 剂，2 次分服。

【功效】清脑益智。治神经性头疼。

13. 柳枝薄荷汤

【配方】柳枝 30 克，薄荷 10 克，白芷 10 克，防风 10 克，羌活 10 克，苦参 10 克。

【用法】水煎服。每日 1 剂，2 次分服。

【功效】清热散风，除湿解毒，滋阴凉血。治眉棱骨疼。

14. 羊脑川芎白芷汤

【配方】羊脑 1 个，川芎 10 克，白芷 10 克。

【用法】水煎煮，吃羊脑喝汤。每日 1 剂。

【功效】活血行气，祛风止痛。治顽固性头痛。

15. 黄精茯苓汤

【配方】黄精 30 克，茯苓 15 克，牛膝 15 克，丹皮 10 克，柴胡 10 克，土鳖虫 10 克，白芷 6 克，细辛 3 克，薄荷 3 克。

【用法】水煎服。每日 1 剂，连服 7 剂。

【功效】补中益气，活血化瘀。治外伤脑震荡头痛。

第二节　眩　晕

眩晕是指主观感觉头晕眼花，与周围环境产生错觉的常见病。

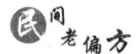

1. 夏枯草汤

【配方】夏枯草 25 克，生杜仲 15 克，生白芍 15 克，黄芩 10 克。

【用法】水煎服。每日 1 剂，早晚各服 1 次。

【功效】补肝肾，清肝火，散郁结。治眩晕。

2. 天麻茯苓汤

【配方】天麻 10 克，茯苓 15 克，白术 12 克，陈皮 12 克，姜半夏 9 克，甘草 6 克。

【用法】水煎服。每日 1 剂，3 次分服。1 个月为 1 个疗程。

【功效】息风止痉，宁心安神。治眩晕。

3. 鸡肉当归汤

【配方】鸡肉 250 克，当归 20 克，首乌 20 克，枸杞子 20 克。

【用法】加水共煮，食肉饮汤。

【功效】补血养肝。治肝血不足所致的头晕眼花。

4. 龙眼肉鸡子粥

【配方】龙眼肉 50 克，鸡蛋 1 个，枣 30 枚。

【用法】共加粳米适量，同煮常服。

【功效】适用于气血不足眩晕。

5. 鸡蛋红糖

【配方】鸡蛋 2 个，红糖 30 克。

【用法】将豆油适量放锅内烧热，将鸡蛋、红糖加水搅拌，倒入锅内煎熟。空腹服用，连服 10 日。为巩固疗效，也可多服几日。

【功效】滋阴润燥，活血化瘀，养心。治眩晕。

6. 人参粳米粥

【配方】人参 6 克，粳米 100 克，冰糖 30 克。

【用法】人参捣末加粳米同煮成粥，再把熬成汁的冰糖徐徐加入粥中，搅匀即成食。

【功效】大补元气，安神益智。治中气不足、清阳不升之眩晕。

7. 灵磁石塞耳方

【配方】灵磁石 10 克。

【用法】灵磁石研为细末分成 2 份，用纱布包裹塞于双耳中。每日 1～2 次，每次 1 小时，连续 5～7 日。

【功效】平肝潜阳。适用于肾虚眩晕。

8. 鸡蛋枸杞红枣方

【配方】鸡蛋 2 个，枸杞子 15 克，红枣 10 枚。

【用法】共加水煮 30 分钟，将鸡蛋 2 个打破调入煮熟，早晚 2 次服用。

【功效】健脑益智，补气养血安神。治眩晕。

9. 车前子粳米粥

【配方】车前子 15 克，粳米 60 克。

【用法】车前子（布包）煎水去渣，入粳米煮粥吃。每日 1 剂。

【功效】常食适用高血压痰湿壅盛之眩晕。

10. 天麻钩藤饮

【配方】天麻 10 克，钩藤 15 克，龙骨 20 克，牡蛎 20 克，代赭石 15 克，夏枯草 15 克，首乌藤 15 克，白芍 15 克，玄参 15 克，龟

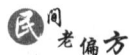

甲 10 克，牛膝 10 克。

【用法】水煎服。共水煎 2 次，将药液混匀。每日 1 剂，早晚分服。

【功效】平肝息风。治眩晕，症见头晕目眩，头胀或痛，心烦易怒，失眠多梦，耳鸣口苦，面色红赤，血压偏高等。

第三节 失 眠

1. 龙眼红枣粳米粥

【配方】龙眼肉 30 个，红枣 10 枚，用粳米 100 克。

【用法】龙眼取肉，红枣撕破。用粳米煮粥 2 碗，加适量红糖早晚各吃 1 碗。

【功效】补脾生血，养心增智。治失眠，老年人尤宜。

2. 枸杞枣仁饮

【配方】枸杞子 10 克，炒枣仁 10 克，五味子 3 克。

【用法】共捣放入茶杯中，开水冲泡。代茶频饮或日饮 3 次。

【功效】滋肾涩精，补血安神。治失眠。

3. 花生叶浮小麦汤

【配方】花生叶或花生壳 30 克，浮小麦 10 克，红枣 10 枚。

【用法】水煎服。睡前服下，连用 7 日痊愈。

【功效】补养心脾，镇静安神。治失眠。

【禁忌】忌吃浓茶、咖啡、海鲜。

4. 首乌藤龙齿汤

【配方】首乌藤 30 克，龙齿 30 克，党参 15 克，麦冬 9 克，五味子6克。

【用法】晚饭前水煎1次服。留渣,晚上睡前1小时再煎服,每日1剂。

【功效】养心安神,镇惊安神。治失眠。

【禁忌】忌食浓茶、咖啡、海鲜。

5. 莲子百合汤

【配方】莲子20克,百合20克,冰糖30克。

【用法】莲子、百合加冰糖水煎服,每天早晚各1次。

【功效】养心宁神。治失眠。

【禁忌】忌食浓茶、咖啡、海鲜。

6. 花生叶方

【配方】花生叶干品30克(鲜品60克)。

【用法】用白开水冲水入壶内或杯内,等花生叶的色泽变淡后,约10分钟饮下。

【功效】镇静催眠。治失眠。

【禁忌】忌食浓茶、咖啡、海鲜。

7. 黄花菜方

【配方】黄花菜(又名金针菜)50克。

【用法】黄花菜加适量水煮30分钟,去渣。放入冰糖再煮2分钟。睡前1小时饮服。每日1剂,1周为1个疗程。

【功效】养血除烦。治失眠。

【禁忌】忌食浓茶、咖啡、海鲜。

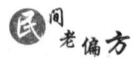

8. 龙眼肉芡实粳米粥

【配方】龙眼肉 15 克，芡实 15 克，莲子心 6 克，粳米 100 克，白糖适量。

【用法】将芡实煮熟去壳，捣碎成米粒状。粳米淘洗干净放入锅中，加莲子、龙眼肉、芡实及清水，煮成粥后调入白糖。每日 1 剂。

【功效】养心补血，清心安神。治失眠。

【禁忌】忌食浓茶、咖啡、海鲜。

9. 丹参远志石菖蒲外用方

【配方】丹参 20 克，远志 20 克，石菖蒲 20 克，硫黄 10 克。

【用法】将药共研成细末，加白酒适量调成膏状。贴于脐中，再以棉花垫于脐上，用胶布固定。每晚换药 1 次。

【功效】养心除烦，益智安神。治失眠。

10. 鸡蛋枸杞子红枣方

【配方】鸡蛋 2 个，枸杞子 15 克，红枣 10 枚。

【用法】先将枸杞子、红枣用水煮 30 分钟，再将鸡蛋打入共煮至熟，日服 2 次。

【功效】补血安神，补气养血。治失眠。

第四节　神经衰弱

神经衰弱属中医学"不寐""心悸""郁证""虚损""遗精""阳痿"等范畴，是大脑皮质兴奋与抑制平衡失调引起的一种功能性疾病。

1. 小麦黑豆首乌藤方

【配方】小麦 60 克，黑豆 30 克，首乌藤 15 克。

【用法】同放锅中，加水适量煎煮成汤。弃去小麦、黑豆、何首乌藤药渣饮汤，此为一日量，分 2 次饮服。

【功效】滋养心肾，清热平肝安神。适用于心肾不交型神经衰弱，症见失眠、心烦。

2. 鲜花生叶赤小豆蜂蜜

【配方】鲜花生叶 60 克，赤小豆 30 克，蜂蜜 30 毫升。

【用法】将花生叶、赤小豆洗净，放入锅内加水适量煎煮为汤。抛弃花生叶，调入蜂蜜，饮汤食豆。此为一日量，分 2 次饮服。

【功效】适用于神经衰弱、失眠多梦等。

3. 龟肉百合红枣方

【配方】龟肉 100 克，百合 15 克，红枣 10 枚。

【用法】龟肉切块，大枣去核，与百合共煮，加调味品。煮至龟肉熟烂即可，饮汤食肉。此为一日量，分 2 次食用。

【功效】滋阴养血，补心益肾。适用于心肾阴虚所致失眠、心烦、心悸的神经衰弱。

4. 鲜芹菜酸枣仁方

【配方】鲜芹菜 90 克，酸枣仁 9 克。

【用法】加水共煮为汤，弃去芹菜和酸枣仁渣饮汤。此为一日量，分午饭后和晚上临睡前 2 次分服。

【功效】补心益肾。适用于心肾阴虚所致失眠、心烦、心悸的神经衰弱。

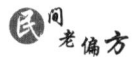

5. 瘦猪肉山药枸杞子方

【配方】瘦猪肉 100 克，山药 10 克，枸杞子 10 克。

【用法】共煮饮汤，日服 1 次。

【功效】养血安神。治神经衰弱。

6. 丹参红糖方

【配方】丹参 15 克，红糖 30 克。

【用法】上药加水共煎，用文火煮沸 1 小时，滤取药液。晚上睡前 30 分钟 1 次服完。

【功效】活血祛瘀，清心除烦。治神经衰弱，症见失眠健忘，心悸心烦者。

【禁忌】糖尿病患者忌服。

7. 炒酸枣仁浮小麦汤

【配方】炒酸枣仁 15 克，浮小麦 30 克，百合 18 克，炙甘草 10克，大枣 10 枚。

【用法】上药加水共煎，文火煮。每日 1 剂。分早晚 2 次温服。

【功效】补心健脾，养血安神。主治神经衰弱，症见失眠多梦、心烦悲哭、莫知所苦、坐卧不宁、心神不安，属于心肺阴虚者。

【禁忌】忌辛辣刺激性食物。

8. 虾壳枣仁汤

【配方】虾壳 25 克，酸枣仁 15 克，远志 12 克。

【用法】水煎服。日服 1 剂。

【功效】安神镇静。用治神经衰弱。

9. 党参茯苓柴胡汤

【配方】党参 10 克，茯苓 15 克，柴胡 10 克，黄芩 10 克，半夏 10 克，陈皮 10 克，紫苏 6 克，厚朴 6 克，炙甘草 6 克，生姜 3 片，大枣 3 枚。

【用法】水煎服。上药加水煎煮煮沸 30 分钟，滤取药液。药渣加水再煎煮沸 40 分钟，滤取药液。每日 1 剂。合并 2 次药液，分早、晚 2 次温服。

【功效】解郁清热，化痰健脾。主治神经衰弱，症见精神抑郁、情志不遂、久思妄想、胸腹胀满、口苦咽干、头晕目眩、烦躁易怒、喜哭善悲，或喉中如絮、咳之不出、咽之不下，属于痰涎凝聚者。

【禁忌】孕妇慎服。

10. 猪心麦冬朱砂汤

【配方】猪心 1 个，麦冬 10 克，朱砂 1 克。

【用法】先将猪心洗净，剖开装入朱砂。外用棉线缝好，然后与麦冬一起。同放砂锅中，加水用小火煮至肉烂熟。吃肉喝汤，1 日内服完，每日 1 剂。

【功效】补心养阴，镇惊安神。主治神经衰弱，症见心烦失眠、神志不宁、心悸怔忡，属于心虚惊悸者。

【禁忌】痛风患者不宜服。朱砂不能直接入煎，沉至锅底易析出水银，可引起中毒。

第五节　中　风

1. 生附子外用方

【配方】生附子适量。

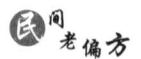

【用法】用生附子研末，醋调如饼敷足心涌泉穴。

【功效】祛风痰，通经络。治中风。

2. 槐花方

【配方】槐花 15 克。

【用法】开水泡饮服，每周 1 次。

【功效】清肝泻火。可预防中风。

3. 芹菜方

【配方】芹菜汁 60 克。

【用法】芹菜洗净后打取汁。每服 60 克，每日 3 次，连服 7 日。

【功效】清热平肝凉血，固肾利尿。治中风。

4. 巴豆方

【配方】巴豆 1 粒，艾叶适量。

【用法】巴豆 1 粒去壳，同艾叶打碎，烧灰熏鼻即醒。

【功效】治中风不语。

5. 霜桑叶方

【配方】霜桑叶 10 克。

【用法】水煎服。每日 2 次。或代茶饮。

【功效】治中风，适用于摇头不止、言语不利、流口水者。

第六节　癫　痫

1. 全蝎方

【配方】全蝎 30 克。

【用法】全蝎先用白酒泡透，再用生甘草炒黄，去甘草，将全蝎研成粉末。成人分 10 次，患儿 12 岁以下分 20 次，空腹米汤送服。

【功效】镇惊息风，通络止痛。治疗癫痫。

【功效】忌醋。

2. 山药青黛散

【配方】山药 60 克，青黛 3 克，硼砂 30 克。

【用法】将山药晒干，与青黛、硼砂共研成末。每服 1 克，日服 3 次。

【功效】清热化痰。用治癫痫。

3. 石决明郁金汤

【配方】生石决明 12 克，郁金 10 克，神曲 10 克，桑枝 10 克，天麻 6 克，红花 5 克，菖蒲 6 克，僵蚕 6 克，龙胆草 5 克，全蝎 3 克，蜈蚣 2 条，朱砂 1 克（分冲）。

【用法】水煎服。每日 1 剂。

【功效】清肝息风，开窍醒神，镇痉止搐。治癫痫。

4. 钩藤石决明散

【配方】钩藤 50 克，石决明 50 克，枳实 50 克，黄芩 50 克，胆南星 25 克，天竺黄 25 克，栀子 25 克，羚羊角粉 15 克，全蝎 15 克，珍珠母 15 克，石菖蒲 10 克，琥珀 15 克，朱砂 15 克，冰片 10 克，牛黄 5 克。

【用法】共研细面，每服 2 克。日服 3 次，饭前温水送服。

【功效】清热涤痰，平肝止痉。用治肝风痰热所致的癫痫。

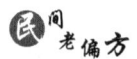

5. 鸡蛋黄人乳汁方

【配方】 鸡蛋黄 15 克，人乳汁 15 克。

【用法】 将鸡蛋黄与人乳汁加入杯中和匀，1 次食。

【功效】 养心安神，益气补血。治癫痫。

第七章
骨科常见疾病

第一节　风湿性关节炎

1. 鲜柳枝方

【配方】鲜柳枝 50 克。

【用法】水煎服。每日 1 剂。

【功效】清热散风，除湿解毒，滋阴凉血。治风湿性关节炎。

2. 老桑枝黄柏方

【配方】老桑枝 30 克，黄柏 10 克。

【用法】水煎服。每日 1 剂。

【功效】祛风湿通经络，清热燥湿。治风湿性关节炎。

3. 丝瓜络嫩桑枝方

【配方】丝瓜络 30 克，嫩桑枝 30 克，怀牛膝 10 克，汉防己 10 克。

【用法】水煎服。每日 1 剂。

【功效】祛风湿通经活络，补肝肾强筋骨。治风湿性关节炎。

4. 豨莶草桑枝汤

【配方】豨莶草 30 克，桑枝 30 克，嫩柳枝 15 克，嫩槐枝

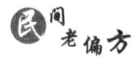

15 克。

【用法】水煎服。每日 1 剂，3 次分服。

【功效】祛除风湿，通经活络。治风湿性关节炎。

5. 虎杖桑树根汤

【配方】虎杖 30 克，桑树根 30 克，大枣 10 枚。

【用法】水煎服。每日 1 剂。

【功效】祛风胜湿，温经活络。治风湿性关节炎。

第二节　类风湿关节炎

1. 草乌穿山龙汤

【配方】制草乌 9 克（先煎），穿山龙 15 克，地龙 15 克，黄芪 15 克，青风藤 15 克，钻地风 15 克，僵蚕 15 克，乌梢蛇 15 克，芍药 15 克，蜂房 9 克，桂枝 6 克，甘草 6 克。

【用法】水煎服。每日 1 剂。

【功效】温经散寒，祛风除湿。治各期类风湿关节炎。

2. 海风藤鸡血藤汤

【配方】海风藤 12 克，鸡血藤 9 克，桂枝 9 克。

【用法】水煎服。每日 1 剂。

【功效】行血补血，舒筋活络。治类风湿关节炎。

3. 草乌细辛散

【配方】草乌 10 克，羌活 10 克，独活 10 克，续断 10 克，细辛 6 克，川芎 6 克，红花 6 克，乳香 6 克，没药 6 克，鹿角胶 6 克。

【用法】共粉碎成粗粉，加白酒 1 000 毫升，密闭浸泡 15 天过滤。每日 3 次，每次 10 毫升，1 个月为 1 个疗程。

【功效】祛风除湿，养血通络，补养肝肾。治类风湿关节炎。

4. 黄芪威灵仙汤

【配方】生黄芪 30 克，威灵仙 12 克，制附子 12 克，桂枝 10 克，白芍 10 克，知母 10 克，秦艽 10 克，鸡血藤 10 克，麻黄 6 克，防风 6 克，知母 10 克，黄柏 6 克，生甘草 6 克。

【用法】水煎服。每日 1 剂，分 3 次口服，15 日为 1 个疗程。

【功效】祛风除湿，散寒止痛。治类风湿关节炎。

5. 茄根酒方

【配方】茄子根 90 克，白酒 500 毫升。

【用法】将茄子根洗净切碎，用白纱布包好，封口，再将茄子根放入白酒中浸泡 3 日，启封即可饮用。每次饮 15 毫升，每日 2 ~ 3 次，连服 7 ~ 10 日。

【功效】清热祛风，除湿消肿。适用于热痹之症见关节红肿热痛口渴、便干、发热者。

【禁忌】关节无红热者忌服。

第三节　骨质增生

1. 金钱白花蛇威灵仙散

【配方】金钱白花蛇 60 克，威灵仙 70 克，当归 35 克，土鳖虫 35 克，透骨草 35 克，防风 35 克，血竭 30 克。

【用法】共研细末过筛，日服 3 次，每次 3 克，饭后开水送服。

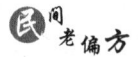

【功效】祛风通络，破瘀除湿，活血止痛。治骨质增生。

2. 白芍鸡血藤汤

【配方】白芍 30 克，鸡血藤 15 克，威灵仙 15 克，狗脊 12 克，葛根 12 克，杜仲 12 克，怀牛膝 12 克，木瓜 12 克，炒白术 12 克，茯苓 12 克，甘草 10 克。

【用法】水煎服。每日 1 剂。

【功效】养血平肝，祛风除湿，活血止痛。治骨质增生。

3. 薏苡仁淫羊藿汤

【配方】薏苡仁 30 克，淫羊藿 15 克，杜仲 15 克，木瓜 15 克，独活 15 克，巴戟天 10 克，川芎 10 克，鹿角胶 10 克，续断 10 克，黄芪 10 克，狗脊 10 克，当归 10 克，骨碎补 12 克，炮穿山甲 10 克，地龙 10 克，全蝎 3 克，甘草 6 克。

【用法】上药用酒、水各半煎服。每日 1 剂，分 2 ~ 3 次温服。

【功效】补肾强筋骨，祛风散寒，除湿通络，除痰化瘀。治骨质增生。

4. 穿山当归汤

【配方】穿山甲 9 克，当归 9 克，泽兰 9 克，红花 9 克，川芎 9 克，莪术 9 克，萆薢 9 克，续断 9 克，木瓜 9 克，怀牛膝 9 克，鹿衔草 9 克，甘草 6 克，制草乌 3 克，制川乌 3 克，白花蛇 1 条。

【用法】水煎服。每日 1 剂，日服 2 次。

【功效】散瘀逐湿，通络止痛。治骨质增生。

5. 鸡血藤黄芪汤

【配方】鸡血藤 30 克，黄芪 30 克，当归 12 克，白芍 12 克，补骨脂 12 克，骨碎补 12 克，枸杞子 12 克，熟地黄 12 克，菟丝子 12 克，狗脊 10 克，川续断 10 克，川芎 10 克，葛根 10 克。

【用法】水煎服。每日 1 剂，每日早、晚各服 1 次。

【功效】益肾养血，和络止痛。治骨质增生。

第四节　颈椎病

1. 威灵仙透骨草药枕

【配方】威灵仙 180 克，透骨草 180 克，羌活 180 克，防风 180 克，川芎 180 克，千年健 180 克，葛根 180 克，细辛 90 克，白芷 90 克，川乌 30 克，草乌 30 克，冰片 30 克。

【用法】做枕头时同样需要一个枕套和枕芯，把这些中药都要进行碾碎处理。用粉碎机制成粉末状，这样药性能得到更好地发挥。做枕芯的布料不能缝头。冰片需要单独另包，把冰片夹在它药中间。

【功效】祛风除湿，通络止痛。治颈椎病。

2. 鸡血藤葛根汤

【配方】鸡血藤 30 克，葛根 15 克，威灵仙 15 克，白术 15 克，白芍 15 克，龙齿 15 克，泽泻 12 克，茯苓 12 克，地龙 10 克，龟甲 10 克，狗脊 10 克，川芎 10 克，生甘草 10 克，三七 6 克。

【用法】水煎服。每日 1 剂，2 次分服，10 日为 1 个疗程。

【功效】祛风除湿，通络止痛。治颈椎病。

3. 白芍鸡血藤汤

【配方】白芍 30 克，鸡血藤 15 克，葛根 12 克，木瓜 12 克，甘草 10 克。

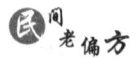

【用法】水煎服。每日 1 剂，2 次分服。

【功效】行血补血，舒筋活络。治颈椎病。

4. 丹参当归汤

【配方】丹参 15 克，当归 15 克，鸡血藤 15 克，海风藤 15 克，连翘 15 克，姜黄 9 克，威灵仙 9 克，川断 9 克，狗脊 9 克，地龙 9 克，独活 9 克，牛膝 9 克，木瓜 9 克，葛根 9 克，桑枝 9 克，桂枝 9 克，乳香 6 克，没药 6 克，制川乌 6 克，制南星 6 克。

【用法】水煎服。每日 1 剂，早、晚各服 1 次。

【功效】活血化瘀，祛风除湿，通经止痛。治颈椎病。

5. 威灵仙桑枝汤

【配方】威灵仙 12 克，桑枝 30 克，当归 15 克，川芎 12 克，红花 9 克，刘寄奴 15 克，姜黄 12 克，路路通 12 克，羌活 9 克，白芷 9 克，胆南星 9 克，白芥子 9 克。

【用法】水煎服。每日 1 剂。服 6 剂停 1 日，12 剂为 1 个疗程。

【功效】活血化瘀，行气通络，除湿涤痰。主治颈椎病。

第五节　脚跟刺

1. 乌梅白醋煎

【配方】乌梅 200 克，白醋 200 克。

【用法】乌梅捣碎加水浓煮 30 分钟，去乌梅药渣，加白醋待温度适宜，泡脚。

【功效】酸涩散瘀。治脚跟刺。

2. 夏枯草米醋煎

【配方】夏枯草60克，米醋1 000毫升。

【用法】夏枯草浸泡2~4小时，然后煮沸15分钟后水汁备用。待稍温后浸泡患处20分钟，先熏后洗，日2~3次，1剂可用2日。

【功效】散瘀消肿。治脚跟刺。

3. 吴茱萸五味子散

【配方】吴茱萸20克，五味子20克。

【用法】上药共研细末，置患足鞋垫后跟处铺平。上盖两层软布穿着行走，7日换药1次，用药5日见效。

【功效】散寒止痛。治脚跟刺。

4. 白芍熟地汤

【配方】白芍30克，熟地黄25克，怀牛膝12克，木瓜9克，杜仲9克，枸杞子9克，当归9克，汉防己9克，炙甘草9克，肉桂6克。

【用法】水煎服。每日1剂，2次分服。

【功效】祛风止痛，散瘀消肿。治脚跟刺。

5. 威灵仙白芍汤

【配方】威灵仙10克，白芍30克，怀牛膝15克，川芎10克，甘草10克。

【用法】共水煎取汁，分2次温服。药渣加大茴香10克，再煎沸后加入白酒50毫升及米醋50毫升，趁热熏洗患处。每日1剂，7日为1个疗程。

【功效】祛寒除湿，通络止痛。治脚跟刺。

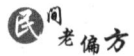

第六节 腰椎间盘突出症

1. 三七马前子散

【配方】三七 20 克，马钱子 10 克，生川乌 10 克，生草乌 10 克。

【用法】共研为细末用醋调敷患处，敷于患处，用绷带固定。使用该方时应卧床休息，不宜过分活动。

【功效】散瘀消肿，除寒湿，通经络，止痛。治腰椎间盘突出。

2. 牛膝地龙汤

【配方】牛膝 15 克，地龙 10 克，羌活 10 克，当归 10 克，秦艽 10 克，川芎 10 克，桃仁 10 克，红花 10 克，没药 10 克，五灵脂 10 克，香附 10 克，甘草 6 克。

【用法】水煎服。每日 1 剂。

【功效】活血化瘀，疏通经络。治腰椎间盘突出之跌伤筋脉，气滞血瘀，脉道受阻所致腰部疼痛难忍，活动受限，向下肢放射性疼痛，咳嗽时加重。

3. 豨莶草炮姜散

【配方】豨莶草 30 克，炮姜 30 克，附子 15 克，川乌 15 克，草乌 15 克，肉桂 15 克，胆南星 15 克，乳香 15 克，没药 15 克，细辛 15 克。

【用法】共研为细末，取 30 克与醋调为糊状，敷于患处。每日 1 次。

【功效】祛风除湿，通经活络，活血消肿止痛。治腰椎间盘突出。

4. 五灵脂王不留行散

【配方】五灵脂 12 克，王不留行 12 克，穿山甲 10 克，海马 10 克，木香 10 克，细辛 10 克。

【用法】共研为细末，用鸡蛋清调敷患处。

【功效】化瘀行血，祛风镇痛。治腰椎间盘突出。

5. 鸡血藤丹参汤

【配方】鸡血藤 30 克，丹参 30 克，当归 15 克，川芎 12 克，延胡索 12 克，杜仲 12 克，川断 12 克，独活 12 克，威灵仙 12 克，川牛膝 12 克，地龙 12 克，制乳香 9 克，制没药 9 克，甘草 9 克。

【用法】每日 1 剂。水煎两遍混匀，早晚分服。

【功效】活血祛瘀，舒筋活络，消肿止痛。治腰椎间盘突出。

第七节　强直性脊柱炎

1. 淫羊藿熟地黄汤

【配方】淫羊藿 15 克，熟地黄 15 克，川续断 12 克，桂枝 12 克，赤芍 12 克，白芍 12 克，知母 12 克，怀牛膝 12 克，骨碎补 9 克，狗脊 9 克，羌活 9 克，独活 9 克，制附子 9 克，鹿角胶 9 克（烊化），炙穿山甲 9 克，炙草乌 9 克，土鳖虫 9 克，防风 9 克，麻黄 6 克，干姜 6 克。

【用法】每日 1 剂。水煎两遍混匀，早晚分服。

【功效】补肾壮阳，祛风除湿，散寒通络。治强直性脊柱炎。

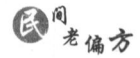

2. 生石膏青风藤汤

【配方】生石膏 20 克，青风藤 15 克，制附子 15 克（先煎 1 小时），生麻黄 10 克，桂枝 10 克，生姜 10 克，木通 6 克，甘草 6 克。

【用法】每日 1 剂。水煎两遍混匀，早晚分服。

【功效】清热祛风除湿，散寒通络。治寒湿痹阻，阳气偏虚型强直性脊柱炎。

3. 白芍巴戟天汤

【配方】白芍 30 克，巴戟天 15 克，青风藤 15 克，杜仲 12 克，川断 12 克，延胡索 12 克，独活 12 克，穿山甲 10 克，制附片 6 克，全蝎 6 克。

【用法】每日 1 剂。水煎两遍混匀，早晚分服。

【功效】补肾阳，强筋骨，祛风胜湿。治强直性脊柱炎。

4. 青风藤鹿角霜汤

【配方】青风藤 15 克，鹿角霜 15 克，淫羊藿 15 克，巴戟天 15 克，白芍 15 克，威灵仙 10 克，牛膝 10 克，没药 10 克，土鳖虫 10 克，狗脊 10 克，杜仲 10 克，川断 10 克，延胡索 10 克，独活 10 克，穿山甲 10 克，全蝎 6 克。

【用法】每日 1 剂。水煎两遍混匀，早晚分服。

【功效】补肝肾，强腰膝，祛风除湿。治强直性脊柱炎。

5. 韭菜子桃仁汤

【配方】韭菜子 15 克，桃仁 15 克，木瓜 15 克，茯苓 25 克。

【用法】水煎服。每日 1 剂。

【功效】壮阳暖肾，活血化瘀，利水渗湿，舒筋通络。治强直性脊柱炎。

第八节　股骨头坏死

1. 当归红花散

【配方】当归 30 克，红花 25 克，姜黄 25 克，乳香 20 克，没药 20 克，草乌 15 克，川乌 15 克，白芷 15 克，血竭 10 克，大葱头 50 克。

【用法】共研为细末，取大葱头加水煎后取汁。加入上药适量调成糊状敷患处，每日换药 1 次。

【功效】补血和血，散瘀生新，消肿止痛。治股骨头缺血性坏死。

2. 桃仁莪术散

【配方】桃仁 50 克，莪术 50 克，水蛭 30 克，牛膝 30 克，鸡血藤 30 克，穿山甲 30 克，大黄 30 克，血竭 20 克，乳香 10 克，没药 10 克。

【用法】将药研磨成细末状，每袋 40 克，每次用一袋药剂涂敷患处，3 日换药 1 次，10 次为 1 个疗程。

【功效】散瘀生新，活血止痛，消肿生肌。治股骨头缺血性坏死。

3. 丹参枸杞子汤

【配方】丹参 30 克，枸杞子 30 克，猪大骨、香菇、胡萝卜各适量。

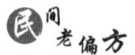

【用法】熬汤喝。每日1剂，连服3~6个月。

【功效】活血祛瘀，通经止痛，益肝滋肾。治股骨头缺血性坏死。

4. 益母草大枣汤

【配方】益母草30克，大枣150克，大茴香10克，赤砂糖50克。

【用法】将益母草水煎取汁，加大茴香、大枣、赤砂糖煎沸后去渣，留汁，早晚分服并食大枣。

【功效】活血行气，化瘀止痛。适用于股骨头坏死病变中期之症见髂膝酸痛不止，劳累后加剧者。

5. 猪蹄毛冬青方

【配方】猪蹄2只，毛冬青30克。

【用法】将猪蹄刮掉绒毛、洗净，与毛冬青一起置入水中，用文火煎煮熟。每日1剂，分2次吃猪蹄喝汤。

【功效】活血通脉，清热解毒，强筋健骨。适用于股骨头缺血性坏死。

第九节　肩周炎

1. 伸筋草透骨草汤

【配方】伸筋草15克，透骨草15克，当归15克，丹参15克，地黄30克，香附12克，桂枝10克，羌活10克。

【用法】水煎服。每日1剂，日服2次。

【功效】活血祛瘀，祛风胜湿，温经通脉，解凝通络。治肩周炎。

2. 丹参寻骨风汤

【配方】丹参 15 克，寻骨风 9 克，透骨草 15 克，延胡索 12 克，香附 12 克，桂枝 9 克，地龙 9 克，制川乌 9 克，姜黄 9 克。

【用法】水煎服。每日 1 剂，日服 2 次。

【功效】温经散寒，祛风湿，活血通络止痛。治肩周炎。

3. 桑枝炙黄芪汤

【配方】桑枝 30 克，炙黄芪 30 克，党参 15 克，白芍 15 克，山萸肉 15 克，桂枝 10 克，杜仲 10 克，当归 10 克，川芎 10 克，生姜 10 克。

【用法】水煎服。每日 1 剂，日服 2 次。

【功效】温补肝肾，祛散风寒。治肩周炎。

4. 忍冬藤桑枝汤

【配方】忍冬藤 30 克，桑枝 30 克，黄芪 15 克，地龙 9 克，制川乌 9 克，制草乌 6 克，制乳香 6 克，制没药 6 克，蜈蚣 3 克。

【用法】水煎服。每日 1 剂，日服 2 次。

【功效】祛风湿，通经络。治肩周炎。

5. 当归丹参酒

【配方】当归 15 克，丹参 30 克，三七 15 克，桂枝 10 克，红花 6 克，制川乌 9 克，制乳香 6 克，制没药 6 克，白酒 500 毫升。

【用法】上药共浸于白酒内 10 日后，每晚服 15 毫升。

【功效】活血化瘀，消肿定痛。治肩周炎。

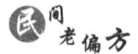

第十节 坐骨神经痛

1. 金银花玄参汤

【配方】金银花 30 克，玄参 15 克，当归 15 克，五加皮 12 克，川牛膝 12 克，威灵仙 10 克，千年健 10 克，甘草 10 克。

【用法】水煎服。每日 1 剂，2 次分服。

【功效】祛风除湿，通络止痛。治坐骨神经痛。

2. 鸡血藤黄芪汤

【配方】鸡血藤 30 克，黄芪 15 克，熟地黄 12 克，淫羊藿 12 克，巴戟天 12 克，杜仲 12 克，桑寄生 12 克，当归 12 克，赤芍 12 克，怀牛膝 12 克，附子 9 克，川芎 9 克。

【用法】水煎服。每日 1 剂，2 次分服。

【功效】活血舒筋，补血通络，散寒止痛。治坐骨神经痛。

3. 黄芪桑寄生汤

【配方】黄芪 15 克，桑寄生 15 克，续断 12 克，当归 12 克，木瓜 12 克，牛膝 12 克，泽泻 9 克，制川乌 9 克，制乳香 9 克，制没药 9 克，制草乌 6 克，甘草 9 克。

【用法】水煎服。每日 1 剂，2 次分服。

【功效】补肝肾，强筋骨，除风湿，通经络。治坐骨神经痛。

4. 伸筋草桑寄生汤

【配方】伸筋草 30 克，桑寄生 30 克，全蝎 15 克，川牛膝 15 克，续断 15 克，五味子 15 克。

【用法】共水煎后，去渣至 1 碗药液，待凉后倒入白酒 500 毫升。早晚服用，每次 50 毫升。

【功效】祛风通络，舒筋止痛。治坐骨神经痛。

5. 豨莶草炮姜方

【配方】豨莶草 30 克，炮姜 30 克，附子 15 克，川乌 15 克，草乌 15 克，肉桂 15 克，胆南星 15 克，乳香 15 克，没药 15 克，细辛 15 克。

【用法】共研为细末，取 30 克药末与醋调为糊状，敷于患处。每日 1 次。

【功效】祛风通络，散寒止痛。治坐骨神经痛。

第十一节　痛　风

1. 川牛膝当归熏洗方

【配方】川牛膝 20 克，当归 15 克，川芎 20 克，附子 15 克，制乳香 10 克，制没药 10 克。

【用法】水煎取汁，足浴及熏洗患处。2 日 1 剂，每日 1 次。15 日为 1 个疗程。

【功效】活血舒筋，补血通络，散寒止痛。治痛风。

2. 忍冬藤丹参汤

【配方】忍冬藤 30 克，丹参 15 克，青风藤 12 克，黄柏 10 克，山慈菇 10 克，茯苓 10 克，佩兰 10 克，甘草 6 克。

【用法】水煎服。每日 1 剂，3 次分服。15 日为 1 个疗程。

【功效】清热解毒，活血祛瘀。治痛风。

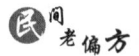

3. 金钱草汤

【配方】金钱草 60 克。

【用法】水煎服。每日 1 剂。可以加水煮沸后代茶饮。

【功效】清热解毒,祛风止痛。治痛风可增长尿酸排泄,降低血尿酸,防止痛风石形成,用于痛风缓解期。

4. 土茯苓虎杖汤

【配方】土茯苓 30 克,虎杖 30 克,萆薢 15 克,山慈菇 15 克,地龙 12 克,车前子 12 克,泽泻 12 克,黄柏 10 克,苍术 10 克,七叶一枝花 10 克,徐长卿 10 克,秦艽 10 克,生甘草 10 克,全虫 6 克,三七 6 克,西洋参 3 克,西红花 3 克。

【用法】水煎服。每日 1 剂,2 次分服。

【功效】清热解毒,祛风利湿。治痛风急性发作,连服 2 周。

5. 葛根枸杞子代茶饮

【配方】葛根 40 克,枸杞子 10 克。

【用法】水煎服或代茶饮。每日 1 剂。

【功效】解肌发表,滋补肝肾。可预防痛风复发。

第八章
儿科常见疾病

第一节 小儿麻疹

小儿麻疹以小儿发热、咳嗽、流鼻涕、目赤流泪、遍身布满红色斑疹且易传染为特征。本病是由于感染病毒所引起。

1. 芫荽马蹄草代茶饮

【配方】芫荽10克，马蹄草（水葫芦）15克。

【用法】水煎服或代茶饮。每日1剂。

【功效】解表透疹。适用于麻疹的初热期。

2. 鲜芦根白茅根汤

【配方】鲜芦根15克，白茅根10克，石膏10克，金银花7克，荆芥4克，柴胡4克，焦山栀4克，牛蒡子4克，连翘4克，葛根3克，蝉蜕3克，木通3克，竹叶3克。

【用法】水煎服。每日1剂，2次分服。

【功效】清热解毒。用于麻疹初期，疹出不畅。

3. 葛根防风汤

【配方】葛根6克，防风5克，荆芥5克，葱头4个。

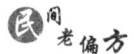

【用法】水煎服。每日 1 剂。2 次分服。

【功效】散风解表透疹。适用于麻疹前驱期。

4. 金银花连翘汤

【配方】金银花 10 克，连翘 5 克，牛蒡子 5 克，薄荷 5 克（后下），升麻 5 克，葛根 5 克，紫苏叶 5 克。

【用法】水煎服。每日 1 剂，3 次分服。

【功效】散风解表透疹。适用于麻疹前驱期。

5. 麦冬大米粥

【配方】麦冬 15 克，大米 60 克，冰糖适量。

【用法】将麦冬煎汤取汁，大米煮半熟后再加麦冬汁及冰糖，同煮为粥服食。

【功效】养胃生津。适用于小儿麻疹后期。

第二节　小儿风疹

小儿风疹是由风疹病毒引起的一种急性呼吸道传染病。其临床特征为上呼吸道轻度炎症，发热，全身红色斑丘疹，耳后、枕后及颈部淋巴结肿大，病情较轻，预后良好。

1. 蒲公英绿豆饮

【配方】蒲公英 30 克，绿豆 30 克，白糖适量。

【用法】蒲公英加水煮半个小时去渣取汁，放入绿豆煮至烂，加入适量白糖。将水和豆一起食用，每日 1 次，连服 3 日。

【功效】解表透疹。治小儿风疹。

2. 蒜苗鸡蛋皮煎汤

【配方】蒜苗 30 克，鸡蛋皮 20 克。

【用法】共入锅中，加水煎煮。熏洗患处，每天 1～2 次。

【功效】解毒杀虫，收敛消炎。治小儿风疹。

3. 荸荠白糖方

【配方】荸荠 100 克，白糖适量。

【用法】加水煎汤，并加入白糖适量，频频饮服。每天 1 剂，连服 3 天。

【功效】清热生津。治小儿风疹。

4. 胡萝卜荸荠方

【配方】胡萝卜 60 克，荸荠 60 克。

【用法】胡萝卜、荸荠切薄片、炒熟，加调味品。分次服食，连服 3 天。

【功效】清热解毒，滋肝生津。治小儿风疹。

5. 梨蜂蜜方

【配方】梨 1 个，蜂蜜 2 匙。

【用法】梨去核，加入蜂蜜 2 匙。隔水炖煮，食用梨肉并喝梨汤。每天 1 次，连服 3 天。

【功效】清热生津。治小儿风疹。

第三节　小儿水痘

病由于感受时行邪毒，自口鼻而入，蕴郁肺脾。肺合皮毛，主

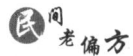

肃降。外邪袭肺，宣肃失常，而见发热、流涕、咳嗽等肺卫症状。脾主肌肉，邪毒与内湿相搏，外发肌表，故有水痘布露。本病多属风热轻证，时行邪毒清透即解。若因毒热炽盛，内犯气营，则痘点稠密，色红赤或紫暗。

1. 金银花芦根汤

【配方】金银花 15 克，芦根 15 克，滑石 9 克，连翘 6 克，白蒺藜 6 克，地肤子 6 克，牛蒡子 6 克，山豆根 6 克，淡竹叶 6 克，紫草 6 克，桔梗 6 克，蝉蜕 6 克，薄荷 6 克（后下），马勃 6 克，甘草 6 克。

【用法】水煎服。每日 1 剂。

【功效】清热解毒，疏风祛湿。治小儿水痘之风热轻证。症见发热轻微或无热，咳嗽流涕，喷嚏，疹点疏，疹色红润，疱浆清亮，形如露珠，此起彼伏，以躯干为多。

2. 板蓝根蒲公英汤

【配方】板蓝根 30 克，蒲公英 30 克，忍冬藤 30 克，车前草 20 克。

【用法】煎水外洗。每日 1 次。

【功效】清热解毒，凉血。治小儿水痘。

3. 金银花紫草汤

【配方】金银花 10 克，紫草 6 克，野菊花 6 克，丹皮 6 克，甘草 3 克。

【用法】水煎服。每日 1 剂。

【功效】清热解毒，凉血活血。治小儿水痘。

4. 苦参蒲公英汤

【配方】苦参 30 克，蒲公英 30 克，浮萍 15 克，芒硝 15 克。

【用法】煎水外洗。每日 2 次。

【功效】清热解毒。治小儿水痘。

5. 生薏苡仁绿豆汤

【配方】生薏苡仁 30 克，绿豆 30 克，白糖适量。

【用法】将绿豆、薏苡仁加水煮烂，加入白糖，每日分 2 次服用。

【功效】清热解毒。治小儿水痘。

第四节　猩红热

1. 葛根粉粳米粥

【配方】葛根粉 10 克，粳米 30 克，白糖 10 克。

【用法】将粳米淘净放入锅中，加清水适量武火烧沸后，文火熬至半熟加入葛根粉，续熬成粥，加入白糖搅匀即成。

【功效】解热生津，解表透疹。治猩红热。

2. 金银花芦根汤

【配方】金银花 15 克，芦根 15 克，连翘 10 克，菊花 10 克，地黄 10 克，玄参 10 克，麦冬 10 克，竹茹 10 克，栀子 6 克，牛蒡子 6 克，黄芩 6 克。

【用法】水煎服。每 6 小时服 1 次，可以连续服用直至痧透热解。

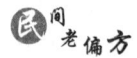

【功效】清热解毒，解表透疹。治猩红热。其疹点颗粒界限不清，融合成片以胸背为甚。唯口唇四周呈灰白色而无疹点，伴随疹点的出现。症见高热，神昏谵语，耳聋，狂躁，干呕，不眠，口干，喜冷饮，脉象洪数。

3. 板蓝根生石膏汤

【配方】板蓝根 10 克，生石膏 15 克，芦根 10 克，地黄 10 克，金银花 10 克，连翘 6 克，玄参 6 克，赤芍 6 克，竹叶 3 克，牡丹皮 3 克，牛蒡子 3 克。

【用法】水煎服。分 2 次温服。

【功效】清热解毒，泻热滋阴。治猩红热，症见猩红热毒疹已出，仍高热、口渴、咽喉红肿疼痛。可见腐物附着，时或谵语，舌质红或绛，有芒刺，中心有老黄苔，脉洪数。

4. 金银花菊花汤

【配方】金银花 15 克，菊花 10 克，山楂 10 克，白糖 50 克。

【用法】水煎后滤渣取汁，加入白糖搅匀即成。2 次分服。

【功效】清热解毒。治猩红热。

第五节　腮腺炎

腮腺炎主要表现为一侧或两侧耳垂下肿大，肿大的腮腺常呈半球形，以耳垂为中心边缘不清，表面发热，张口或咀嚼时局部感到疼痛。

1. 黄柏生石膏外敷方

【配方】黄柏 30 克，生石膏 70 克。

【用法】共研末，混匀后用醋或酒调敷。每日 1 次。

【功效】清热解毒。治腮腺炎。

2. 鲜仙人掌外敷方

【配方】鲜仙人掌适量。

【用法】鲜仙人掌除去表面绒毛、芒刺，洗净，捣烂敷患处。每日 2 次，共 4 ~ 6 日。

【功效】清热解毒。治腮腺炎。

3. 赤小豆外敷方

【配方】赤小豆适量。

【用法】捣成粉，以温水或鸡蛋清或蜂蜜调糊，摊布上贴敷患处。每日 1 ~ 2 次。

【功效】清热解毒。治腮腺炎。

4. 鲜天花粉车前草外敷方

【配方】鲜天花粉 50 克，鲜车前草 50 克。

【用法】共洗净，捣烂，加少许食盐敷患处。每日 1 ~ 2 次。

【功效】清热解毒。治腮腺炎。

5. 鲜鱼腥草外敷方

【配方】鲜鱼腥草适量。

【用法】鲜鱼腥草连根洗净、捣烂，敷患处，每日 2 次。

【功效】清热解毒。治腮腺炎。

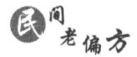

第六节 百日咳

1. 大蒜头方

【配方】大蒜头 2 个，冰糖适量。

【用法】大蒜捣烂加入冰糖，沸水冲泡滤汁代茶频饮。

【功效】杀菌排毒。治百日咳。

2. 罗汉果绿茶方

【配方】罗汉果 20 克，绿茶 1 克。

【用法】罗汉果加水煮沸，5 分钟后加入绿茶。3～5 次分服，每日 1 剂。

【功效】清热止咳，润肺利咽。治百日咳。

3. 白芝麻花生仁方

【配方】白芝麻 50 克，花生仁 30 克，蜂蜜 50 克。

【用法】同放锅中加水煮汤服。每日 1 次，连服 3～5 日。

【功效】宜用于百日咳恢复期。

4. 金钱草蜂蜜方

【配方】金钱草 30 克，蜂蜜 60 克，鸡蛋 1 个。

【用法】水煎金钱草取浓汁，乘沸时冲生鸡蛋，调入蜂蜜搅匀，顿服。每日 3 次，连服数日。

【功效】清热解毒。治百日咳痉咳期，症见咳即作吐，日轻夜重，眼睑浮肿或痰中带血等。

5. 生姜柿饼

【配方】生姜 6 克，柿饼 2 个。

【用法】生姜切片，加在柿饼中焙熟吃。

【功效】温胃止呕。治百日咳之呕吐。

第七节　小儿支气管炎

1. 桔梗生姜汤

【配方】桔梗 6 克，生姜 6 克，红糖 20 克。

【用法】取生姜洗净切丝，加桔梗与红糖共置于暖瓶内。沏入开水，加盖 1 小时后代茶饮。

【功效】散寒解表，宣肺祛痰。治小儿支气管炎。

2. 生姜白萝卜汤

【配方】生姜 10 克，白萝卜 100 克，红糖 30 克。

【用法】水煎服。每日 1 剂。

【功效】散寒解表，宣肺祛痰。治小儿支气管炎。

3. 百合汤

【配方】百合 20 克，蜂蜜适量。

【用法】水煎服。每日 1 剂，饮汤食百合，早晚各 1 次。

【功效】润肺止咳。治小儿支气管炎之肺虚久咳型。

4. 川贝生梨方

【配方】川贝 3 克，生梨 1 个，冰糖适量。

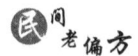

【用法】先将梨切去头部剜空梨心，放入冰糖、川贝，再将梨头盖上用牙签固定，放入碗内同蒸，将梨与汁同服。

【功效】润肺化痰。治小儿支气管炎，适用于咳嗽初起而痰多者。

5. 金银花陈皮汤

【配方】金银花9克，陈皮6克，红糖20克。

【用法】水煎服。每日1剂。

【功效】清热解毒，燥湿化痰。治小儿支气管炎。

第八节　小儿支气管哮喘

1. 制杏仁核桃肉方

【配方】制杏仁6克，核桃肉30克，生姜汁、蜂蜜各适量。

【用法】制杏仁、核桃肉共捣烂，加生姜汁、蜂蜜适量炖服。

【功效】温肺止咳，敛肺定喘。适用小儿寒性哮喘发作期。症见咳嗽气促，喉间有哮鸣声，咳痰清稀色白，呈黏沫状，形寒无汗，面色晦滞带青，四肢不温，口中不渴或渴喜热饮，舌苔薄白或白腻。

2. 鲜韭菜鸡蛋方

【配方】鲜韭菜100克，鸡蛋1只。

【用法】将新鲜韭菜洗净切碎，鸡蛋去壳打匀，加少许生油、食盐同炒熟食。

【功效】温中行气，益肾止咳。治小儿支气管哮喘。

3. 麻雀冰糖方

【配方】麻雀1只，冰糖20克

【用法】将麻雀去毛和内脏，加冰糖和清水适量，隔水炖熟食。每日1次。

【功效】益肾壮阳，润肺益精。治小儿支气管哮喘。

4. 葡萄蜂蜜方

【配方】葡萄500克，蜂蜜500克。

【用法】将葡萄泡在蜂蜜里，装瓶泡2~4天后便可食，每日3次，每次3~4小匙。

【功效】滋肝肾，生津液止咳。治小儿支气管哮喘。

5. 白萝卜红糖汤

【配方】白萝卜1个，红糖30克。

【用法】取糠心（即开花长籽后）的白萝卜1个，洗净去皮取瓤。放入砂锅内煎煮后取汁，加红糖溶解后趁热喝下。早晚各1次，连服3日。

【功效】清热生津，下气宽中，顺气化痰。治小儿支气管哮喘。

第九节　小儿营养不良

1. 党参白术汤

【配方】党参10克，白术10克，山药10克，槟榔炭6克，鸡内金6克，水红花子6克，木香6克，贯众6克，芜荑6克，荷叶6克。

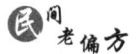

【用法】水煎服。每日 1 剂，日服 3 次。

【功效】消积健脾，健胃消食，益气杀虫。本方适用于治疗小儿营养不良。

2. 红薯叶鸡内金方

【配方】红薯叶 100 克，鸡内金 9 克。

【用法】煎汤调味服。

【功效】益气健脾，健胃消食。治小儿营养不良。

3. 鲜猪肝煅牡蛎方

【配方】鲜猪肝 125 克，煅牡蛎 3 克，槟榔 3 克，文蛤 3 克，夜明砂 3 克，使君子 3 克（去壳），炒莱菔子 3 克。

【用法】将上药研成细末和匀后，再将猪肝切碎与之混合蒸熟。酌情适量，日食 3 次。

【功效】补肝消积，佐以杀虫。治小儿营养不良。

4. 鲜羊肝白术方

【配方】鲜羊肝 250 克，白术 75 克，海螵蛸 75 克，茯苓 50 克，山药 50 克，鸡内金 50 克，甘草 15 克。

【用法】羊肝蒸熟晒干、海螵蛸去硬皮切成蚕豆大，与诸药均文火炒黄，研为细末。1 ~ 2 岁每次 2 ~ 3 克，3 ~ 4 岁每次 4 ~ 5 克，5 ~ 6 岁每次 6 克。每日 2 ~ 3 次，温开水送服。

【功效】补肝消积，佐以杀虫。治小儿重度营养不良。

5. 鹅不食草瘦猪肉方

【配方】鹅不食草 6 克，猪瘦肉 50 克。

【用法】鹅不食草炖猪瘦肉食用。吃肉，喝汤。每日 1 剂。

【功效】祛风散寒，胜湿解毒。治小儿营养不良。

第十节　小儿肺炎

1. 鱼腥草蒲公英汤

【配方】鱼腥草 15 克，蒲公英 15 克。

【用法】水煎服。每日 1 剂。

【功效】清热解毒。治小儿肺炎。

2. 白花蛇舌草菊花汤

【配方】白花蛇舌草 30 克，菊花 6 克。

【用法】水煎服。每日 1 剂。

【功效】清热解毒。治小儿肺炎。

3. 芦根大青叶汤

【配方】芦根 30 克，大青叶 15 克，猪胆汁 2 克。

【用法】水煎服。每日 1 剂。冲猪胆汁，每日 2 次。

【功效】清热解毒。治小儿肺炎。

4. 金银花忍冬藤汤

【配方】金银花 15 克，忍冬藤 15 克，黄芩 6 克。

【用法】水煎服。每日 1 剂。

【功效】清热解毒。治小儿肺炎。

5. 板蓝根连翘汤

【配方】板蓝根 9 克，连翘 6 克，黄连 3 克，白糖 30 克。

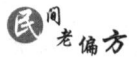

【用法】水煎服。每日 1 剂。

【功效】清热解毒。治小儿肺炎。

第十一节 小儿厌食

1. 山楂陈皮散

【配方】山楂 6 克，陈皮 6 克，白术 6 克。

【用法】将上药共研细末，米汤调糊敷于脐部。盖上纱布，外用胶布固定。每日换药 1 ~ 2 次。3 ~ 5 日为 1 个疗程。

【功效】消食化积，破气散瘀。治小儿厌食。

2. 焦山楂焦麦芽汤

【配方】焦山楂 6 克，焦麦芽 6 克，焦神曲 6 克，鸡内金 3 克，枳壳 3 克。

【用法】上药共研细末。包加水煎。每日 1 剂，3 次分服。

【功效】消食化积，健胃。治小儿厌食。

3. 韭菜籽饼

【配方】韭菜籽 9 克，面粉适量。

【用法】将韭菜籽研末，调入面粉和匀，制成饼蒸熟。每日 3 次分服，连服 3 ~ 5 日。

【功效】治小儿厌食。适用于兼见自汗、面白等症的小儿食欲不振症。

4. 党参白术汤

【配方】党参 6 克，白术 6 克，茯苓 6 克，陈皮 6 克。

【用法】水煎服。每日 1 剂。

【功效】健脾和胃。治脾虚型厌食，症见面色苍黄，形体消瘦，不思饮食，好卧懒动，疲倦少语，大便稀不成形，舌质淡，苔少，脉象细弱无力。

5. 百合沙参汤

【配方】百合 9 克，沙参 6 克，麦冬 6 克，扁豆 6 克，玉竹 6 克，天花粉 6 克，山楂 6 克，麦芽 6 克，鸡内金 6 克。

【用法】水煎服。每日 1 剂，2 次分服。

【功效】滋补胃阴，增进食欲。治小儿厌食。

第十二节　小儿腹泻

1. 大蒜瓣方

【配方】大蒜瓣若干。

【用法】蒜瓣若干，放火上烧熟，然后蘸上白糖即食。每次吃 2~3 瓣，每日早、中、晚各 1 次，吃后 3 日即见效，五六日腹泻痊愈。

【功效】排毒清肠，杀菌。治小儿腹泻。

2. 骨碎补猪肾方

【配方】骨碎补末 10 克，猪肾 1 个。

【用法】猪肾剖开，纳入骨碎补末，外用湿纸包后煨熟，取出去骨碎补，切片，用淡盐水送服。

【功效】治小儿腹泻。

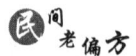

3. 车前子肉桂末敷脐方

【配方】车前子 3 克，肉桂 2 克，丁香 1 克。

【用法】共研细末，用时取药末置入肚脐中，外贴膏固定，每隔 2 日换 1 次。

【功效】散寒止痛。治小儿腹泻。据报道，治疗小儿脾虚泄泻，一般一次即可获效。

4. 烤焦馒头外皮方

【配方】馒头 1 个。

【用法】馒头置炉上用慢火烤至焦黄色，只吃馒头烤焦的外皮。早晚各 1 次。

【功效】温胃散寒。治小儿腹泻。

5. 苹果方

【配方】苹果若干。

【用法】将苹果去皮切片放碗内加盖，蒸熟捣烂如泥。每日 2 ~ 3 次喂食，可常吃。

【功效】治小儿消化不良症见腹泻，口渴，不思饮食。

第十三节　小儿佝偻病

小儿佝偻病是一种以骨骼生长发育障碍和肌肉松弛、易惊、多汗为主要特征的全身性疾病。

1. 黄芪五味子汤

【配方】黄芪 30 克，五味子 3 克，猪肝 50 克，猪腿骨（连骨髓）500 克。

【用法】先将猪骨髓敲碎，与五味子、黄芪一起加水武火煮沸。改用文火煮 1 小时，滤去骨片与药渣。将肝切片入汤内煮熟，加盐与少许味精调味。吃肝喝汤，顿服。宜常服，直至病愈。

【功效】本方适用于以脾肾虚弱为主的小儿佝偻病。

2. 鹿茸附片猪蹄汤

【配方】鹿茸 3 克，附片 12 克，猪蹄 2 只。

【用法】将鹿茸切薄片、猪蹄洗净，与附片同入锅。微火煮数沸，调味食用。

【功效】本方适用小儿发育不良、骨软行迟、囟门不合等病症。

3. 鸡蛋皮治小儿佝偻病

【配方】鸡蛋皮若干。

【用法】将鸡蛋皮洗净烤干，研粉过箩极细。1 周岁以下患儿每次服 0.5 克；1 ~ 2 岁患儿每次 1 克，每日 2 次。

【功效】本方适用小儿发育不良、骨软行迟、囟门不合等病症。

4. 龟甲散

【配方】龟甲（即乌龟的腹部甲壳）若干。

【用法】将龟甲用清水浸泡 3 日，但需每天换水，刮去污物后放入砂锅内，加大量水以文火煮。每天煮 10 小时，连煮 3 天取出晒干。碾为细末。每次 1 克，每日 2 ~ 3 次，温水冲服。

【功效】本方能有效地防治小儿佝偻病。

5. 醋炒鱼骨炒鸡蛋壳方

【配方】醋炒鱼骨 50 克，炒鸡蛋壳 20 克，紫河车 10 克，白糖

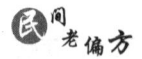

30 克。

【用法】共研细末。每次 0.5 克，日 3 次，宜久服。

【功效】适用于因肾气亏损所致小儿佝偻病。

第十四节　小儿遗尿

1. 荔枝核仙茅猪膀胱方

【配方】荔枝核 9 克，仙茅 9 克，金樱子 9 克，红枣 10 克，猪膀胱 1 个。

【用法】将各味均收入猪膀胱中蒸熟，吃猪膀胱喝汤。

【功效】本方适用于体质虚弱所致的小儿遗尿者。

2. 芡实金樱子汤

【配方】芡实 10 克，金樱子 12 克。

【用法】水煎服。每日 1 剂，2 次分服。

【功效】固肾缩尿，益肾固精，健脾。适用于小儿肾虚遗尿。

3. 乌龟肉黑豆猪膀胱方

【配方】乌龟肉 250 克，黑豆 100 克，猪膀胱 1 个。

【用法】共加盐少许，蒸熟吃乌龟肉、黑豆、猪膀胱，喝汤连吃 3 ~ 5 次。

【功效】治疗肾阳虚之遗尿。

4. 韭菜根方

【配方】韭菜根 30 克。

【用法】将韭菜根洗净后，水煎服。

【功效】温中行气，壮阳。适用于小儿遗尿。

5. 车前草猪膀胱方

【配方】车前草 15 克，猪膀胱 1 个。

【用法】上药洗净加水共煮熟，去药渣服用。

【功效】适用于因肝经湿热所致的小儿遗尿。

第十五节　小儿夜啼

1. 莲子心生甘草方

【配方】莲子心 2 克，生甘草 3 克。

【用法】开水冲泡，一日数次。

【功效】适用于心火炽盛所致小儿夜啼。

2. 葛根蜂蜜方

【配方】葛根 3 克，加入蜂蜜适量。

【用法】葛根研粉开水冲泡，加蜂蜜饮服。

【功效】治疗小儿夜啼，有助于小儿安睡。

3. 蝉蜕鸡内金散

【配方】蝉蜕 9 克，鸡内金 15 克。

【用法】共微火焙脆研成极细末。每次 1 克，日 2 次。

【功效】治疗小儿夜啼。

4. 钩藤乳汁方

【配方】钩藤 6 克，乳汁 100 毫升。

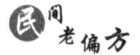

【用法】将钩藤水煎 15 分钟取汁 30 毫升，加入乳汁中。食药乳，每次 20 ~ 30 毫升。

【功效】治疗小儿夜啼。

5. 大茴香小茴香散

【配方】大茴香 6 克，小茴香 6 克，大黄 6 克，面粉 60 克。

【用法】将药研成细末，加入面粉及水，做成 3 个小饼外敷肚脐处。其上加热，以小儿能承受为度，每日早午晚各敷 1 次。3 个小饼交替使用，连用 3 天。

【功效】治小儿夜啼。

第十六节　小儿疳积

疳积即积滞和疳证。积滞指饮食失节，停滞不化，造成脾胃运化失常；疳证是积滞日久，耗伤正气，虚象毕露。故积滞是病的早期，是疳证的前奏，以实为主；疳证是病的后期，是积滞发展的结果。

1. 新鲜红薯叶方

【配方】新鲜红薯叶 90 ~ 120 克。

【用法】水煎，淡食其汤。

【功效】可治小儿疳积、夜盲。

2. 神曲生麦芽汤

【配方】神曲 10 克，生麦芽 10 克，陈皮 6 克，莱菔子 6 克，白术 6 克，茯苓 6 克，砂仁 3 克。

【用法】水煎服。每日 1 剂。

【功效】消食导滞，和中。治小儿疳积。

3. 鸡内金红枣汤

【配方】鸡内金 10 克，红枣 10 克。

【用法】先把鸡内金煮水去渣，加入红枣煮成汤即可。

【功效】健胃消食。治小儿疳积。

4. 白萝卜鲜山楂方

【配方】白萝卜 30 克，鲜山楂 15 克。

【用法】同捣烂和匀加糖，日 3 次分服。

【功效】消食化积。治小儿疳积。

5. 使君子鸡内金汤

【配方】使君子 9 克，鸡内金 6 克。

【用法】水煎服。每日 1 剂，3 次分服。

【功效】杀虫消积，健脾。治疳治小儿疳积。

第十七节 小儿口腔炎

1. 蜂蜜

【配方】蜂蜜适量。

【用法】将口腔炎洗漱干净，再用消毒棉签将蜂蜜涂于溃疡面上。涂擦后暂不要饮食，15 分钟左右可用蜂蜜连口水一起咽下。再继续涂擦，一天可重复涂擦数遍。

【功效】滋阴润燥，疗疡缓痛。治小儿口腔炎。

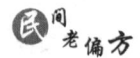

2. 白木耳黑木耳方

【配方】白木耳 10 克，黑木耳 10 克，山楂 10 克。

【用法】水煎喝汤吃木耳。每日 1~2 次。

【功效】清热生津。治小儿口腔炎口腔溃疡。

3. 核桃壳方

【配方】核桃壳 30 克。

【用法】核桃壳熬水 2 次，每日早晚各服 1 次。

【功效】益血润燥。治小儿口腔炎。

4. 西瓜汁方

【配方】西瓜汁适量。

【用法】将西瓜瓤挤取西瓜汁后含于口中，2~3 分钟后咽下。再含服西瓜汁反复数次，每日 2~3 次。

【功效】清热解暑，除烦止渴。治小儿口腔炎。

5. 西红柿汁方

【配方】西红柿汁适量。

【用法】取西红柿汁含口中，每次含数分钟咽下。每日多次。

【功效】清热止渴，养阴。治小儿口腔炎。

第十八节　小儿扁桃体炎

1. 金银花茶叶方

【配方】金银花 15 克，茶叶 3 克。

【用法】沸水冲泡，代茶饮。

【功效】清热解毒。治小儿口腔炎。

2. 黄精冰糖方

【配方】黄精 20 克，冰糖 30 克。

【用法】黄精与冰糖加水，用文火同煮 1 小时。饮汤食黄精，早晚分服。

【功效】滋润养阴。治小儿口腔炎、咽喉不适的扁桃炎患者。

3. 乌梅青果方

【配方】乌梅 6 克，青果 10 克，白糖适量。

【用法】共捣烂文火同煮 1 小时，饮汤早晚分服。

【功效】清热利咽，收敛生津。治小儿扁桃体炎。

4. 胖大海方

【配方】胖大海 4~6 枚，冰糖适量。

【用法】冲入沸水，加盖焖半小时左右，慢慢饮用。隔 4 小时再泡 1 次，每天 2 次，一般 2~3 天即显效。

【功效】治急性小儿扁桃体炎。

5. 夏枯草鸡蛋方

【配方】夏枯草 15 克，鸡蛋一个。

【用法】水煎服。喝汤吃蛋。

【功效】治急性小儿扁桃体炎。

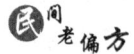

第十九节　小儿疝气

1. 全蝎鸡蛋方

【配方】全蝎 1 个，鸡蛋 1 个。

【用法】全蝎研末，装入鸡蛋孔内蒸熟食之。

【功效】解毒消肿。治小儿疝气。

2. 大葱衣方

【配方】大葱衣（系大葱白的外皮）30 克。

【用法】稍加水煮。顿服，连服 7 次。

【功效】解肌散寒。治小儿疝气。

3. 小茴香无花果方

【配方】小茴香 9 克，无花果 2 个。

【用法】煎熬成汤。每日服 2 次。

【功效】温中散寒。治小儿疝气。

4. 黑芝麻补骨脂方

【配方】黑芝麻 50 克，补骨脂 100 克。

【用法】补骨脂盐炒，加入黑芝麻共研末。每次服 6 克，每日 2 次。

【功效】固精缩尿。治小儿疝气。

5. 羊睾丸鸡蛋方

【配方】羊睾丸 2 个，鸡蛋 2 个。

【用法】水煮后吃蛋喝汤。每日 1 剂，连服数日。

【功效】补肾壮阳。治小儿疝气。

第二十节　小儿脱肛

1. 炒浮萍草龙骨散

【配方】炒浮萍草 9 克，龙骨 9 克，五倍子 9 克，木贼草 9 克。

【用法】共研细末，干擦或麻油调敷。

【功效】收涩固脱。治小儿脱肛（肛门直肠黏膜脱垂）。

2. 陈醋方

【配方】陈醋 2 斤。

【用法】陈醋 2 斤放在痰盂内，旧秤砣一只（或用一块带锈的铁代替）烧红后放入醋内。醋即沸腾，患者坐痰盂上 10 分钟。日 1 次，5 日后即可收肛不脱。

【功效】治小儿脱肛。

3. 乌龟头方

【配方】乌龟头 1 个。

【用法】将乌龟头放在瓦上，用温火焙干，注意不要烧焦。研成细末。每日服 2 个、早、晚各 1 个。白开水冲服，一般 6~8 个可愈。

【功效】治小儿脱肛。

4. 五倍子方

【配方】五倍子适量，白矾末适量。

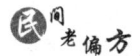

【用法】五倍子适量研成细末，用砂纸卷五倍子末为筒。盛于瓦片上，放入便桶内。患者坐桶上，以火点燃五倍子卷，使烟熏入肛门，脱肛即可自止。随后用白矾末擦肛门，肛门自紧。

【功效】治小儿脱肛。

5. 石榴皮散

【配方】石榴皮 100 克，五倍子 10 克，白矾 5 克。

【用法】石榴皮加水浓煎熏洗后，五倍子炒干，与白矾共研末，敷患处。

【功效】收敛涩肠。治小儿脱肛。

第九章
皮肤科常见疾病

第一节 荨麻疹

1. 食醋洗澡方

【配方】食醋 100 毫升。

【用法】食醋加水 5 000 毫升洗澡用。

【功效】治慢性荨麻疹。

2. 白杨树皮白矾方

【配方】白杨树皮 60 克，白矾 6 克。

【用法】水煎洗患处，每日 2~3 次。

【功效】治慢性荨麻疹。

3. 鲜桃树叶方

【配方】鲜桃树叶适量。

【用法】鲜桃树叶反复摩擦患部，至愈为止。

【功效】清热解毒，祛风止痒。治荨麻疹。

4. 小白菜方

【配方】小白菜适量。

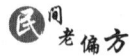

【用法】小白菜搓揉患部，每日早、晚各 1 次。

【功效】清热解毒。治荨麻疹。

5. 蝉蜕浮萍汤

【配方】蝉蜕 6 克，浮萍 9 克。

【用法】水煎服。每日 1 剂，早、晚各 1 次分服。

【功效】疏散风热，透疹止痒。治小儿荨麻疹。

第二节　白癜风

1. 浮萍白芷散

【配方】浮萍 30 克，白芷 30 克，威灵仙 30 克，苍术 30 克，刺蒺藜 30 克，丹参 30 克，旱莲草 30 克，沙苑蒺藜 30 克，何首乌 30 克，补骨脂 30 克，紫草 20 克。

【用法】上药研细末，成人每次服 5 克。每日 3 次，饭后半小时服用。

【功效】祛风化瘀，调补肝肾。治白癜风。

2. 黄芪旱莲草汤

【配方】黄芪 25 克，墨旱莲 25 克，黑芝麻 25 克，当归 12 克，女贞子 12 克，何首乌 12 克，白术 10 克，茯苓 10 克，补骨脂 12 克，甘草 6 克。

【用法】水煎服。每日 1 剂，2 次分服。

【功效】调补阴阳，调和营卫。治白癜风。

3. 花生仁红花代茶饮

【配方】花生仁 15 克，红花 10 克，女贞子 10 克，冰糖 30 克。

【用法】水煎汤代茶饮。每日 1 剂。同时吃生花生仁，坚持经常服用。

【功效】活血散瘀。治白癜风。

4. 枯矾防风方

【配方】枯矾 30 克，防风 30 克。

【用法】共为细末。以鲜黄瓜切片蘸药面搽患处，每天 2 次。

【功效】收湿止痒。治白癜风。

5. 无花果烧酒外涂方

【配方】无花果、烧酒各适量。

【用法】将无花果洗净切细，用烧酒浸 5 天。以此酒涂患处，每日 3 次，擦此药后晒太阳半个小时。

【功效】消肿解毒。治白癜风。

第三节　牛皮癣

1. 鲜榆树汁外涂方

【配方】鲜榆树汁。

【用法】鲜榆树枝几条，挤压出汁液抹在患处，汁液只能用一次。每天 1 次，连抹 10 天。

【功效】消肿。治牛皮癣。

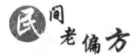

2. 花椒醋泡外涂方

【配方】花椒 100 克，醋 500 毫升。

【用法】把花椒泡醋内混合后熬半小时，放凉后将熬好的花椒水装入瓶中。用一小毛笔刷花椒水于患处，每天坚持早、午、晚各 1 次。

【功效】除湿杀虫。治牛皮癣。

3. 石榴皮方

【配方】石榴皮 100 克。

【用法】水煎取汁，趁热用汁液洗患处。每日 2 次，每剂药可煎 3 次。

【功效】杀虫敛疮。治牛皮癣。

4. 生苦杏仁外用方

【配方】生苦杏仁多少不限。

【用法】生苦杏仁捣成末，加食醋调成糊状，摊在布上敷于患处。患处要先清洗干净，绷带固定，24 小时后更换一次。

【功效】治牛皮癣。

5. 大蒜外用方

【配方】大蒜适量。

【用法】把大蒜放些盐捣烂如泥，敷在患处，用纱布盖好并用胶布固定。每日换新蒜泥 1 次。

【功效】杀虫解毒。治牛皮癣。

第四节 手足癣

1. 苦参白鲜皮方

【配方】苦参 40 克，白鲜皮 40 克，蛇床子 40 克，当归 20 克，百部 20 克。

【用法】水煎后过滤取汁，以不烫手为度。每次将患手浸泡20～30 分钟，每日 2 次。第 2 次浸洗时应加温，每日 1 剂。

【功效】杀虫止痒，清热燥湿。治手足癣。

2. 丁香酒精方

【配方】丁香 15 克，乙醇 70% 100 毫升。

【用法】丁香泡 70% 乙醇中，外搽每日 3 次。如患处位于黏膜或有破溃，可将上方的乙醇改为蒸馏水。

【功效】杀虫止痒。治手足癣。

3. 透骨草徐长卿方

【配方】透骨草 30 克，徐长卿 30 克，土荆皮 30 克，蛇床子 30克，黄芩 30 克，土茯苓 25 克，苦参 25 克，枯矾 20 克。

【用法】水煎煮取滤液，趁温热浸泡患足，每日 1 剂，用 2 次。浸泡后拭干，用无菌纱布包敷。6 剂为 1 个疗程。

【功效】清热解毒，消肿收敛，镇痛止痒。治手足癣。

4. 花椒大风子方

【配方】花椒 60 克，大风子 30 克，五加皮 10 克，苦参 10 克，黄柏 15 克，艾叶 15 克，木鳖子 10 克，生半夏 10 克，陈醋 400

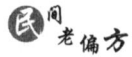

毫升。

【用法】上药用陈醋泡 3～6 天后外用，用时将陈醋稍加热，将手放入醋内浸泡半小时。每剂可连用 2 周，其效显著。

【功效】适用于手癣、脚癣糜烂痛痒久治不愈者。

5. 五加皮鲜仙人掌方

【配方】五加皮 150 克，鲜仙人掌 75 克。

【用法】水煎，乘温热在水中浸泡患手，每次 30 分钟，早、晚各 1 次。药液可反复煎煮使用 3 日。

【功效】适用手癣手掌皮肤干裂奇痒者。

第五节　汗斑癣

1. 浮萍防己方

【配方】浮萍 30 克，防己 30 克。

【用法】水煎洗患处，或者晒干研末用蜂蜜调敷效果更好。

【功效】祛风退肿。治汗斑癣。

2. 鲜生姜米醋方

【配方】鲜生姜 20 克，米醋 100 毫升。

【用法】将生姜捣碎放入米醋内浸泡 12 小时，密封保存备用。先以肥皂水洗净患处，用棉签蘸药水涂患处。每日 1 次，连用 3 日。

【功效】抑菌杀菌。治汗斑癣。

3. 独头蒜方

【配方】独头蒜 1 头。

【用法】独头蒜捣烂用纱布包好，蘸陈醋（最好用镇江陈醋）擦患处。擦至局部发热伴轻微刺痛。每日 3 次，连用 5~7 日。

【功效】解毒杀菌。治汗斑癣。

4. 夏枯草方

【配方】夏枯草 60 克。

【用法】夏枯草煎成浓汁，每天洗患处。

【功效】清热解毒，散结消肿。治汗斑癣。

5. 薏苡仁方

【配方】薏苡仁 30 克。

【用法】开水冲泡后当茶饮。

【功效】祛湿除风。治汗斑癣。

第六节　湿　疹

1. 明矾食盐方

【配方】明矾 15 克，食盐 6 克。

【用法】开水冲化洗患处。

【功效】燥湿止痒，收敛解毒。治湿疹。

2. 绿豆粉冰片方

【配方】绿豆粉适量，冰片少许。

【用法】涂患处，每日 1~2 次，数次可愈。

【功效】清热凉血，解毒。治湿疹。

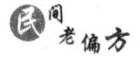

3. 马铃薯方

【配方】马铃薯适量。

【用法】马铃薯捣如泥，用棉球蘸涂擦患处。每日数次可愈。

【功效】解毒消炎，活血消肿。治湿疹。

4. 紫草油方

【配方】紫草 50 克，香油适量。

【用法】将紫草用香油炸焦，等到香油的颜色变成紫色即可，取紫草油涂抹患处。每日数次。

【功效】清热凉血，活血解毒。治湿疹。

5. 乌贼骨粉方

【配方】乌贼骨适量。

【用法】将乌贼骨研磨成为粉末，然后涂抹在患处。

【功效】收敛祛湿。治湿疹。

第七节　带状疱疹

1. 千里光薄荷酊方

【配方】千里光 60 克，薄荷 30 克，白芷 30 克，冰片 6 克，75% 乙醇 1 000 毫升。

【用法】共捣碎加冰片入 75% 乙醇 1 000 毫升中，浸泡 3 日后，涂擦外患部。每日 3~5 次。

【功效】清热解毒，杀虫止痒。治带状疱疹。

2. 王不留行方

【配方】王不留行适量。

【用法】王不留行文火焙干至呈黄褐色，以不焦为度，研成细末，用鸡蛋清调成糊状涂抹患处。

【功效】行血通经，消肿敛疮。治带状疱疹。

3. 桑螵蛸方

【配方】桑螵蛸适量。

【用法】桑螵蛸放锅内文火烧焦，研成细末，加香油适量调匀，用羽毛涂患处。

【功效】治带状疱疹。

4. 地龙方

【配方】地龙适量。

【用法】将地龙烤干研粉，加适量麻油调均涂于患部。

【功效】清热息风。治带状疱疹。

5. 血余炭方

【配方】血余炭适量。

【用法】血余炭（人头发）以天然粗黑者为佳，点燃使其充分燃烧。令通赤研为细末，密封贮有色瓶中。用时取麻油调为糊状，外涂患处。

【功效】消瘀生肌。治带状疱疹。

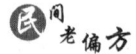

第八节　神经性皮炎

1. 蛇床子地肤子方

【配方】蛇床子 30 克，地肤子 30 克，白鲜皮 30 克，苦参 30 克。

【用法】水煎，趁热熏洗患处。

【功效】清湿热，祛风止痒。治神经性皮炎。

2. 花椒苦参方

【配方】花椒 15 克，苦参 10 克，荆芥 10 克，防风 10 克，艾叶 10 克，蛇床子 10 克。

【用法】水煎，温洗患处。每日 1~2 次。

【功效】除湿杀菌，祛风止痒。治神经性皮炎。

3. 鲜核桃皮方

【配方】鲜核桃皮适量。

【用法】擦患处。每日 2~3 次。

【功效】杀虫止痒。治神经性皮炎。

4. 炉甘石五倍子方

【配方】炉甘石 10 克，五倍子 10 克，枯矾 10 克。

【用法】水煎至 100 毫升，涂擦患处。每日 4 次。

【功效】收湿止痒。治神经性皮炎。

5. 鸡蛋米醋方

【配方】鸡蛋 3 个，米醋 500 毫升。

【用法】用鸡蛋置瓶内加米醋浸没，浸 7～10 日后取出。将鸡蛋与米醋搅匀，装入有盖容器中。每日用此液涂擦患处 2～3 次，坚持一段时间有良效。

【功效】杀菌。治神经性皮炎。

第十章
外科常见疾病

第一节 痔疮

1. 牡蛎火麻仁汤

【配方】煅牡蛎 30 克，火麻仁 10 克，乌梅 10 克，苦参 10 克，射干 10 克，炮穿山甲 10 克，五倍子 3 克。

【用法】水煎服。每日 1 剂，2 次分服。

【功效】清热解毒，润肠通便。适用于痔疮。

2. 土茯苓蒲公英汤

【配方】土茯苓 30 克，蒲公英 30 克，黄柏 30 克，赤芍 30 克，牡丹皮 30 克，桃仁 20 克，白芷 15 克。

【用法】水煎外用。水煮沸后过滤去渣，将药液倒入普通盆内，患者趁热先熏后洗。每日 1 剂，日用 2 ~ 3 次。每次 15 ~ 30 分钟。

【功效】清热解毒，除湿消肿，凉血散瘀。适用于痔疮。

3. 连须葱白汤

【配方】连须葱白 500 克。

【用法】加适量水煎成浓汤，将汤装入盆内。趁热坐于盆中浸渍患处。每日 1 次。

【功效】解毒杀菌。治痔疮。

4. 大蒜方

【配方】大蒜数头。

【用法】取大蒜数头，放在火上烤熟，捣碎，用消毒纱布包裹，热敷患处。

【功效】强力杀菌。治痔疮。

5. 韭菜汤方

【配方】韭菜 500 克。

【用法】将韭菜洗净，放入锅中加水适量，盖上中间有孔的锅盖煎煮。以从锅盖孔中冒出的蒸汽熏患部 15 分钟，再用此水擦洗患处。

【功效】清热解毒，酸敛固涩。适用于痔疮。

第二节　脱　肛

1. 五倍子木贼草散

【配方】五倍子 9 克，木贼草 9 克，炒浮萍草 9 克，龙骨 9 克。

【用法】共研细末，干擦或麻油调敷。

【功效】收涩固脱。主治肛门直肠黏膜脱垂Ⅰ、Ⅱ度。

2. 沙参生地汤

【配方】沙参 15 克，地黄 15 克，麦冬 12 克，黄芩 9 克，厚朴 9 克，乌梅 9 克，白芍 9 克，黄连 6 克，当归 6 克，枳壳 6 克。

【用法】水煎服。每日 1 剂。

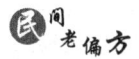

【功效】清热凉血，利肛收敛。治肺热气虚之脱肛。

3. 党参黄芪汤

【配方】党参 15 克，黄芪 15 克，当归 10 克，白术 10 克，柴胡 10 克，升麻 10 克，椿树皮 10 克，陈皮 10 克，罂粟壳 10 克，炙甘草 10 克。

【用法】水煎服。每日 1 剂，3 次分服。

【功效】益气升阳。主治脱肛。

4. 黄芪炒山药汤

【配方】黄芪 15 克，炒山药 15 克，沙参 15 克，白芍 15 克，当归 10 克，枳壳 10 克，麦冬 10 克，煨诃子 10 克，乌梅 10 克，附片 5 克，炙罂粟壳 5 克，升麻 5 克，高良姜 3 克。

【用法】水煎服。每日 1 剂，分早、中、晚各 1 次服。

【功效】升阳举陷，益气滋阴。主治脱肛。

5. 陈醋方

【配方】陈醋 1000 克。

【用法】陈醋（最好用镇江陈醋）放在痰盂内，旧秤砣一只或用一块带锈的铁代替烧红后放入醋内，醋即沸腾，患者坐痰盂上 10 分钟。日 1 次。5 日后即可收肛不脱。

【功效】主治脱肛。

第三节 肛 裂

肛裂是以肛门周期性疼痛，即排便时阵发性刀割样疼痛，便后数分钟缓解，随后又持续剧烈疼痛可达数小时，伴有习惯性便秘，便时出血为主要表现的疾病。如不及时治疗，还可能因为伤口细菌感染而引发其他疾病。

1. 鲜猪胆汁方

【配方】鲜猪胆汁 150 毫升，白及 15 克，五味子 8 克，黄柏 6 克，冰片 1 克。

【用法】药研细末，放胆汁内浸泡 6 小时，文火煎滤渣取液，用纱布蘸药液涂敷创面。每日 2 次。

【功效】敷药治疗肛裂 3～4 天可愈。

2. 荆芥莲房汤

【配方】荆芥 30 克，莲房 30 克，桑寄生 30 克，朴硝 20 克，鳖甲 20 克，五倍子 6 克。

【用法】加水适量，急火水煎 20 分钟后倒入一个干净的盆中，患者坐于盆上先熏后坐浴 10～15 分钟。注意掌握好水温，防止烫伤。每日 1 次。

【功效】治肛裂效果理想。

3. 金银花黄柏汤

【配方】金银花 30 克，黄柏 30 克，苦参 30 克，蛇床子 30 克，地肤子 20 克，赤芍 15 克。

【用法】加水适量，急火水煎 20 分钟后倒入一个干净的盆中，患者坐于盆上先熏后坐浴 10～15 分钟。注意掌握好水温，防止烫伤。每日 1 次。

【功效】用于肛裂伴有肛门瘙痒者。

4. 鸡蛋黄油方

【配方】鸡蛋 1 个，黄油少许。

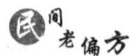

【用法】将鸡蛋煮熟剥壳除蛋白，鸡蛋黄放锅内炒黑熬油，用棉签蘸蛋黄油少许，涂敷肛裂处。每日2次。

【功效】敷药治疗肛裂3~8天，治愈率达100％。

5. 红花桃仁汤

【配方】红花15克，桃仁15克，乳香15克，没药15克，茉莉花茶叶15克，丝瓜络15克，椿树皮15克。

【用法】加水适量，急火水煎20分钟后倒入一个干净的盆中，患者坐于盆上先熏后坐浴10~15分钟。注意掌握好水温，防止烫伤。日1次。

【功效】活血化瘀，消肿生肌。用于肛裂。

第四节　疝　气

1. 大茴香小茴香散

【配方】大茴香20克，小茴香20克，荔枝核10克，橘核10克。

【用法】共研末，每用红糖开水调服。每次6克，每日2次。

【功效】温中行气，散寒止痛。治小儿疝气。

2. 全蝎鸡蛋方

【配方】全蝎一个，鸡蛋一个。

【用法】全蝎研末，装入鸡蛋孔内，蒸熟食之。

【功效】解毒消肿。治小儿疝气。

3. 荔枝核橘核汤

【配方】荔枝核10克，橘核6克，小茴香10克，吴茱萸6克，木香 6 克。

　　【用法】水煎服。每日 1 剂。

　　【功效】理气散结，益气升提。治疝气。

4. 向日葵根方

　　【配方】向日葵根 30 克，红糖 30 克。

　　【用法】水煎服。每日 1 剂。

　　【功效】清热利湿，行气止痛。治疝气。

5. 小茴香无花果方

　　【配方】小茴香 9 克，无花果 2 个。

　　【用法】煎熬成汤。每日服 2 次。

　　【功效】温中散寒。治疝气。

6. 补骨脂黑芝麻方

　　【配方】补骨脂 50 克，黑芝麻 25 克。

　　【用法】补骨脂盐炒研末，加入黑芝麻。每次服 9 克，每日 2 次。

　　【功效】补肾壮阳，固精缩尿。治疝气。

7. 黄芪大枣汤

　　【配方】黄芪 30 克，大枣 15 克，升麻 6 克。

　　【用法】水煎服。每日 1 剂。

　　【功效】补气升阳，散风解毒。治疝气。

8. 小茴香粳米粥

　　【配方】小茴香 15 克，粳米 100 克。

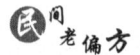

【用法】小茴香先煎后取其汁，加入粳米煮成稀粥。每日分 2
次食。

【功效】行气止痛。适用小肠疝气。

9. 党参黄芪汤

【配方】党参 15 克，黄芪 15 克，桂圆肉 10 克，升麻 3 克，炙
甘草 3 克。

【用法】水煎服。每日 1 剂，2 次分服。

【功效】补中益气，升提中气。治疝气。

10. 鲜生姜方

【配方】鲜生姜适量。

【用法】鲜生姜洗净，捣烂绞取其汁，去渣，将汁贮于碗内，阴
囊浸入姜汁内片刻即成。

【功效】温中回阳，散寒。治疝气。

第五节　疮　疡

1. 白芷白及白蔹散

【配方】白芷 10 克，白及 10 克，白蔹 3 克，黄柏 6 克，白
矾 6 克，雄黄 6 克，藤黄 6 克，巴豆 7 个（去皮捣），麝香
2 克。

【用法】共研极细末，装瓶备用。用凉开水适量，调药成糊状涂
患处。每日 6 次。

【功效】散结消肿。疮疡初起，外科疮疡阴证、阳证均可外用。
阳证 3 ~ 10 天，阴证则需 1 个月而愈。

2. 金银花黄芪汤

【配方】金银花 20 克，黄芪 30 克，牡蛎 20 克，白芍 12 克，天花粉 12 克，连翘 12 克，白芷 10 克，炮穿山甲 10 克，浙贝母 10 克，桔梗 10 克，枳实 10 克，黄芩 10 克，当归 10 克，白术 10 克，乳香 10 克，没药 10 克，皂角刺 6 克，炙甘草 6 克。

【用法】水煎服。每日 1 剂，2 次分服。

【功效】清热解毒，散结消肿，活血排脓，生肌止痛。治疮疡。

3. 蜗牛涎水方

【配方】活蜗牛 100 个。

【用法】活蜗牛洗净入瓶内封一夜，取涎水涂疮疡。日十余次，一般 2～3 日即愈。

【功效】散结消肿。适用于疮疡初起。

4. 大葱猪苦胆方

【配方】大葱 1 棵，猪苦胆 1 个。

【用法】将葱和苦胆捣成泥，外敷病变部位，厚度在 1～2 厘米，面积应超过红肿边缘。先用塑料纸覆盖，再外敷纱布胶布固定。每日换药 1 次，直至痊愈。

【功效】散结消肿。治疮疡。

5. 生黄芪金银花汤

【配方】生黄芪 30 克，金银花 30 克，当归 30 克，生甘草 10 克，蜈蚣 1 条。

【用法】将葱和苦胆捣成泥，外敷病变部位，厚度在 1～2 厘米，面积应超过红肿边缘。先用塑料纸覆盖，再外敷纱布胶布固定。每

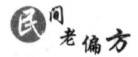

日换药 1 次，直至痊愈。

【功效】益气养血解毒。治疮疡，用于一切经久不愈之皮肤病确有卓效。本方除治慢性皮肤病有特效外，对肌肉风湿痛及血枯经闭亦具奇效。

第六节 疔 疮

1. 鲜鱼腥草方

【配方】鲜鱼腥草适量。

【用法】用鲜鱼腥草捣烂敷上，初敷一段时间会感觉疼痛，须忍住不可去药，痛后一二日即愈。

【功效】清热解毒。治疗疮。

2. 炙穿山甲海马散

【配方】炙穿山甲 3 克，海马 1 对（炙黄），朱砂 3 克，水银 3 克，雄黄 10 克，樟脑 1 克，麝香 1 克。

【用法】共研末，每以少许点疮上。日 2 次。

【功效】清肿排脓，攻毒拔毒。治疗疮。

3. 鲜益母草方

【配方】鲜益母草 100 克。

【用法】鲜益母草捣烂，外敷疔疮局部。

【功效】活血消肿。治疗疮。

4. 鲜紫花地丁方

【配方】鲜紫花地丁 100 克，葱头 1 个，生蜂蜜适量。

【用法】共一起捣烂，外敷患处。

【功效】清热解毒，凉血消肿。治疗疮。

5. 马齿苋熟石灰方

【配方】马齿苋 60 克，熟石灰 60 克。

【用法】共研为末，加鸡蛋清调匀敷涂。

【功效】清热解毒，凉血消肿。治疗疮。

第七节　疥　疮

1. 核桃仁水银方

【配方】核桃仁 30 克，水银 3 克，生猪油 30 克。

【用法】共捣膏，擦患处。

【功效】攻毒，杀疥虫。治疥疮。

2. 地肤子花椒外洗方

【配方】地肤子 60 克，花椒 20 克，苦参 60 克，百部 30 克。

【用法】水煎外洗。每日 1 次，连用 7 日。

【功效】祛风止痒，解毒，杀疥虫。治疥疮。

3. 硫黄胡椒粉方

【配方】硫黄粉 20 克，胡椒粉 20 克，猪大板油 100 克。

【用法】共混合成膏外用。每日 1 次，7 日为 1 个疗程。

【功效】杀疥虫。治疥疮。

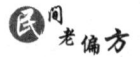

4. 雄黄百部外洗方

【配方】雄黄 20 克，百部 30 克，艾叶 30 克。

【用法】水煎外洗。每日 1 次，10 日为 1 个疗程。

【功效】解毒杀虫。治疥疮。

5. 硫黄樟脑酒外用方

【配方】硫黄 50 克，樟脑 5 克，百部 50 克，冰片 2 克。

【用法】捣烂为末，溶于 95% 乙醇 500 毫升中，24 小时过滤即可。用时加温涂于患处。每日 3 次，外用 3～6 日。

【功效】杀疥虫。治疥疮。

第八节　颈淋巴结结核

1. 金银花夏枯草汤

【配方】金银花 30 克，夏枯草 30 克，蒲公英 30 克，牡蛎 30克，玄参 20 克，连翘 15 克，浙贝母 15 克，甘草 6 克。

【用法】水煎服。每日 1 剂，分早、晚 2 次服。30 日为 1 个疗程。

【功效】清热解毒，滋阴润燥，散郁结。治颈淋巴结结核。

2. 白芥子乌梅百部方

【配方】白芥子 20 克，乌梅 15 克，百部 15 克，狼毒 10 克。

【用法】共研细末，以米醋适量调匀，敷于患处。先后共敷 3次，第一次敷 7 日，第二次敷 5 日，第三次敷 3 日，每次间隔 3 日。

【功效】散结消肿。治颈淋巴结结核。

3. 鲜黄精鲜夏枯草方

【配方】鲜黄精100克，鲜夏枯草200克。

【用法】将上药切碎加水煎煮，最后浓缩成膏。用时根据患处大小，将药膏摊于消毒的纱布上贴于患处。如有溃疡处将纱布剪1小孔便于排脓。每日换药1次。

【功效】散结消肿，养阴。治颈淋巴结结核。

【禁忌】忌食辛辣刺激之品。

4. 夏枯草天葵子汤

【配方】夏枯草60克，天葵子9克。

【用法】水煎服。每日1剂。

【功效】散结消肿。治颈淋巴结结核。

5. 夏枯草海藻汤

【配方】夏枯草30克，海藻15克，玄参15克，贝母15克，地黄15克，穿山甲9克。

【用法】水煎服。每日1剂，1个月为1个疗程。根据患者体质情况亦可将上药蜜制成丸，早、晚各服6克。

【功效】散结消肿。治颈淋巴结结核。

第九节　阑尾炎

1. 虎杖石膏外敷方

【配方】虎杖50克，石膏50克，冰片3克。

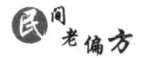

【用法】共研为细末，用醋调成糊状，敷于右下腹部，外加油纸覆盖。每日换药 3 次。

【功效】清热解毒。治急性阑尾炎。

2. 白花蛇舌草蒲公英汤

【配方】白花蛇舌草 30 克，蒲公英 30 克，紫花地丁 30 克，金银花 15 克，虎杖 15 克，大黄 10 克，川楝子 10 克，牡丹皮 10 克，赤芍 10 克。

【用法】水煎服。每日 1 剂。

【功效】清热解毒，化瘀消痛。适用于热蕴所致阑尾炎，症见腹痛拒按，右下腹压痛较明显，有反跳痛，腹皮挛急，或可扪及包块，伴身热、口渴、食少、脘痞、恶心、呕吐、大便秘结或便溏不爽、小便短赤。

3. 金银花蒲公英汤

【配方】金银花 15 克，蒲公英 15 克，川楝子 15 克，青皮 10 克，炒枳壳 10 克，连翘 10 克，乳香 10 克，陈皮 10 克，甘草 10 克。

【用法】水煎服。每日 1 剂，2 次分服。

【功效】理气泄热，解毒散结。治急性阑尾炎。

4. 鲜生姜鲜芋头面粉方

【配方】鲜生姜、鲜芋头、面粉各适量。

【用法】先将鲜生姜和芋头去粗皮洗净，捣烂为泥，再加适量面粉调匀，外敷患处。每日换药 1 次，每次敷 3 小时。

【功效】散瘀定痛。适用于急性阑尾炎。

5. 败酱草冬瓜仁汤

【配方】败酱草 30 克，冬瓜仁 15 克，赤小豆 10 克，延胡索 10 克，川楝子 10 克，乌药 10 克，桃仁 10 克，赤芍 10 克，五灵脂 10 克，蒲黄 10 克，乳香 6 克，没药 6 克。

【用法】水煎服。每日 1 剂，2 次分服。

【功效】活血化瘀，消肿止痛。治急性阑尾炎。

6. 大蒜头芒硝外敷方

【配方】大蒜 60 克，芒硝 80 克。

【用法】将大蒜头去皮，与芒硝共捣成糊状。先在右下腹皮肤上涂薄层凡士林，然后敷上糊剂，3 小时后除去。每日 1 次。3～5 日痊愈。

【功效】活血化瘀，消肿止痛。治慢性阑尾炎。

7. 败酱草蒲公英汤

【配方】败酱草 30 克，蒲公英 30 克，金银花 30 克，紫花地丁 30 克，当归 15 克，赤芍 12 克，牡丹皮 12 克，木香 10 克，延胡索 10 克，桃仁 10 克，大黄 10 克（后下）。

【用法】水煎服。每日 1 剂，2 次分服。

【功效】清热解毒，化瘀消痛。治慢性阑尾炎。

第十节　附睾炎

1. 海藻贝母白芥子汤

【配方】海藻 12 克，大贝母 12 克，白芥子 12 克，橘核 9 克，

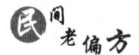

附片9克，柴胡6克，乌药6克，青皮6克。

【用法】水煎服。每日1剂。

【功效】消痰散结，疏肝解郁。治附睾炎。

2. 橘核海藻昆布汤

【配方】橘核15克，海藻15克，昆布15克，川楝子12克，桃仁9克，厚朴9克，木通9克，枳实9克，延胡索9克，木香9克，肉桂9克。

【用法】水煎服。每日1剂。一般服药6剂可愈。

【功效】消痰散结，活血散瘀，利气止痛。治附睾炎。

3. 土茯苓车前子汤

【配方】土茯苓50克，车前子15克，滑石15克，泽泻12克，石菖蒲12克，龙胆草12克，柴胡12克，栀子10克，川楝子5克，甘草5克。

【用法】水煎服。每日1剂。连用7日为1个疗程。

【功效】清利湿浊。主治淋菌性附睾炎。

4. 生姜外敷方

【配方】老生姜适量。

【用法】取肥大的老生姜用清水洗净，横切成约0.2cm厚的均匀薄片。每次用6~10片敷于患侧阴睾，盖上纱布兜起阴囊。每日更换1~2次，直至痊愈为止。

【功效】消肿散结。主治急性附睾炎。治疗期间不用抗生素，疼痛难忍者适当使用镇痛剂。

5. 薏苡仁冬瓜子汤

【配方】薏苡仁30克，冬瓜子12克，苍术9克，桃仁9克，牡丹皮9克，白芍9克，大黄6克，甘草6克。

【用法】水煎服。每日1剂。服后将药渣用布包好，热敷睾丸肿痛处。

【功效】消肿散结，破瘀行血。主治急性附睾炎。

6. 鲜败酱草鲜马齿苋外敷方

【配方】鲜败酱草250克，鲜马齿苋250克。

【用法】共捣烂敷于患侧阴睾，盖上纱布兜起阴囊。每日更换1~2次，直至痊愈为止。

【功效】清热解毒，行瘀排脓。主治急性附睾炎、睾丸炎。

7. 夏枯草海藻汤

【配方】夏枯草30克，海藻15克，昆布15克，川贝母10克，白芥子10克，枳实10克，橘核10克，青皮10克，附片6克，乌药6克。

【用法】水煎服。每日1剂。1周为1个疗程。

【功效】消肿散结，理气止痛。主治急性附睾炎。

8. 蒲公英紫花地丁汤

【配方】蒲公英30克，紫花地丁30克，荔枝核10克，龙胆草10克，黄柏10克，川楝子10克，桃仁10克，延胡索10克，柴胡10克，生甘草6克。

【用法】水煎服。每日1剂。

【功效】清热解毒，消肿散结，散寒止痛。主治急性附睾炎。

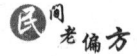

第十一节　烧烫伤

1. 老黄瓜汁

【配方】老黄瓜汁。

【用法】将老黄瓜捣碎，用纱布挤出汁来不要沾上生水。用黄瓜汁擦洗烧伤患部。

【功效】止痛消炎，生肌。愈后不留瘢痕。

2. 冬瓜皮

【配方】冬瓜皮适量。

【用法】将冬瓜皮焙干，研成细末，用芝麻油调匀，涂于患部。

【功效】清热消肿。可治烧烫伤。

3. 丝瓜叶

【配方】丝瓜叶适量，冰片少许。

【用法】将丝瓜叶晒干，研成细末，加冰片，用芝麻油调匀，涂于患部。

【功效】清热解毒。可治烧烫伤。

4. 毛冬青叶

【配方】毛冬青叶适量。

【用法】将毛冬青叶晒干，研成细末，用芝麻油调匀，涂于患部。保持局部湿润。

【功效】清热解毒，活血通脉。可治烧烫伤。

5. 石榴皮

【配方】石榴皮适量。

【用法】将石榴皮水煎后去渣，用时取药液浸湿纱布多块贴于创面。纱布块之间留间隙，如无渗液，不必换药。痊愈时纱布自行脱落。

【功效】收涩止血。可治烧烫伤。

6. 鲜瓦松鲜柏叶方

【配方】鲜瓦松、鲜柏叶各适量。

【用法】共捣烂，敷患处。

【功效】清热解毒，凉血止血。可治烧烫伤。

7. 鲜芙蓉花

【配方】鲜芙蓉花适量。

【用法】将上药浸入芝麻油中，待花浸透沉底后。过滤去渣备用，同时以棉球蘸药液涂伤处。每日 2 ~ 3 次。Ⅰ度以上面积较大者，用消毒纱布浸药液贴敷，每日换约 1 次。

【功效】清热解毒，凉血止血，消肿排脓。可治烧烫伤。

8. 红糖焙干方

【配方】红糖适量。

【用法】将红糖焙干，研成细末，用芝麻油调匀，涂于患部。

【功效】滋润排毒。治疗烧烫伤疗效显著。

9. 生姜汁

【配方】生姜汁适量。

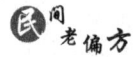

【用法】将生姜捣碎，用纱布绞汁敷烫伤处。

【功效】止痛消炎，退肿去泡。治烧烫伤，一般 5 分钟即可止痛。

10. 鲜鸡蛋的内膜

【配方】鲜鸡蛋的内膜。

【用法】将贴近鸡蛋清的一面贴在伤口上烫伤处。每日更换一次，3~5 日便可痊愈。

【功效】杀菌。可使烫伤部位组织免受细菌感染。

第十二节　冻　疮

1. 茄子干煎汤

【配方】茄子干适量。

【用法】茄子干煎汤，浸泡容易发生冻疮的部位。

【功效】经过多次浸洗也可达到防止冻疮发生及复发的作用。

2. 红辣椒白酒樟脑方

【配方】红辣椒 10 克，白酒 60 毫升，樟脑 3 克。

【用法】红辣椒去籽切碎，放入白酒中浸泡 7 天，再加樟脑摇匀，用消毒棉签蘸药液外搽生过冻疮的部位。每日 2 次，连续 1 周。

【功效】治冻疮。

3. 米醋

【配方】米醋适量。

【用法】用热醋涂抹，醋干后再行涂抹。一日数次。

【功效】杀菌消毒。治冻疮初起。

4. 白茄根花椒方

【配方】白茄根 60 克，花椒 10 克。

【用法】水煎熏洗易患冻疮处。每日 1 次，每次 10～30 分钟。每日 1 剂，连续 1 周。

【功效】散血消肿，除湿止痒。治冻疮。

5. 西瓜皮

【配方】西瓜皮。

【用法】将西瓜皮适当留得厚一些，形成白中稍带红的样子，用其轻轻揉搓发生过冻疮的部位。每次 3 分钟，每日 1 次。连续 1 周。

【功效】清热解毒。治冻疮。

6. 鲜芝麻叶

【配方】鲜芝麻叶适量。

【用法】鲜芝麻叶放在生过冻疮的部位。用手来回揉搓 20 分钟左右，让汁液留在皮肤上，1 小时后再洗去。每日 1 次，连续 1 周。

【功效】清热消肿，解毒。治冻疮。

7. 生姜白酒方

【配方】生姜 60 克，白酒 100 毫升。

【用法】生姜捣烂，加入白酒浸泡 3 天即成。使用时用消毒棉签蘸药液，外搽生过冻疮的部位。每日 2 次，连续 1 周。

【功效】杀菌解毒，消肿止痛。治冻疮。

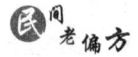

8. 冬瓜皮茄根方

【配方】冬瓜皮、茄根适量。

【用法】将冬瓜皮、茄根适量，用水浸泡 2～4 小时后，在火上加热至 50℃ 左右，用其熏洗患处。

【功效】清热利水，散血消肿，止痒。对治疗冻疮效果甚佳。

9. 香蕉肉

【配方】香蕉肉。

【用法】每晚用热水洗患处后，取香蕉去皮，用香蕉肉擦涂皲裂处，涂擦后不要洗患处。每日 1～2 次，数天即愈。

【功效】清热解毒，利尿消肿。治冻疮效果甚佳。

10. 冻山楂

【配方】冻山楂适量。

【用法】冻山楂烧熟后取肉捣泥，敷于患处。

【功效】山楂具有改变血管通透性，改善微循环和抗菌消炎的作用，故临床用治疗冻疮，疗效显著。

第十一章
妇科常见疾病

第一节　月经不调

1. 西瓜秧红糖汤

【配方】西瓜秧 30 克，红糖 30 克。

【用法】水煎服。每天 2 次。坚持服 7 天。

【功效】清热解毒。治月经不调。

2. 棉花籽方

【配方】棉花籽 500 克。

【用法】棉花籽炒香研成细末，每天取 10 克饭前用酒送服。每天 2 次，连续服用 7 天。

【功效】活血止痛，治月经不调。

3. 丝瓜络

【配方】丝瓜络 15 兑。

【用法】水煎服。常喝。

【功效】通经活络，解毒消肿。治月经不调。

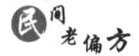

4. 丹参红花粥

【配方】丹参 15 克，红花 10 克，当归 10 克，糯米 100 克。

【用法】先煎诸药去渣取汁，加入糯米煮粥。每日 2 次，空腹食。

【功效】养血活血，调经。治月经不调。

5. 艾叶粳米粥

【配方】干艾叶 15 克（鲜 30 克），粳米 50 克，红糖适量。

【用法】艾叶煎取浓汁去渣，与粳米、红糖加水煮为稠粥。经期过后 3 天服，月经来前 3 天停。每日 2 次，早晚温热服。

【功效】温经止血，散寒止痛。治月经不调。适用于妇女虚寒性痛经、月经不调、小腹冷痛者。

【禁忌】凡阴虚血热者不宜服用。

第二节　月经过多

1. 黄花菜干芹菜汤

【配方】黄花菜 30 克，干芹菜 30 克。

【用法】水煎服。代茶饮。

【功效】清热解毒。治月经过多。

2. 乌梅红糖汤

【配方】乌梅 15 克，红糖适量。

【用法】水煎去渣服。每日 1 剂，2 次分服。

【功效】止血活血。治虚热、月经过多。

3. 豆腐米醋方

【配方】豆腐 250 克，米醋 120 克。

【用法】将豆腐与醋同煮，煮熟即成一次顿服。可连服数剂，血止后停服。

【功效】治月经过多。

【禁忌】忌食辛辣等刺激性食物。

4. 党参黑豆汤方

【配方】党参 10 克，黑豆 30 克，红糖 30 克。

【用法】煎汤服用。

【功效】治月经过多，适用于气虚者。

5. 益母草鸡蛋汤

【配方】益母草 60 克，鸡蛋 6 枚。

【用法】煮透后食用，吃蛋喝汤。

【功效】治月经过多，适用于血瘀者。

第三节　月经过少

1. 牛膝猪蹄方

【配方】牛膝 20 克，猪蹄 250 克，米酒 50 克。

【用法】将猪蹄洗净剁开，与牛膝同置锅内。加水适量炖熟，趁热食。

【功效】适用于瘀血停滞所致的月经过少。

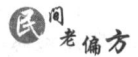

2. 当归鸡蛋汤

【配方】当归 12 克，鸡蛋 2 个，红糖 50 克。

【用法】当归煎水取汁后，打入鸡蛋煮熟，加入红糖调匀。每次经净后食 1 次。

【功效】适用于妇女血虚所致月经过少。

3. 山药紫荆皮汤

【配方】山药 60 克，紫荆皮 15 克，大枣 20 枚。

【用法】水煎取汁，每日 1 次，长期服用。

【功效】适用于血虚月经过少。

4. 丝瓜籽红糖汤

【配方】丝瓜籽 9 克，红糖适量，黄酒少许。

【用法】丝瓜籽焙干水煎，加红糖用黄酒冲服。每日 1 次。月经前连服 3 ~ 5 日。

【功效】血滞所致月经色暗量少。

5. 当归延胡索汤

【配方】当归 12 克，延胡索 6 克，生姜 6 克。

【用法】水煎服。连服 3 ~ 5 剂。

【功效】治疗虚寒型月经后期。症见量少色淡红，质清稀，无血块，小腹隐痛，喜热喜按，小便清长，大便溏薄。

第四节　月经不止

1. 益母草延胡索汤

【配方】益母草30克，延胡索15克，鸡蛋2个。

【用法】放入砂锅中加入清水同煮，鸡蛋熟后去壳再煮片刻，去药渣吃蛋喝汤，经前1～2日开始服。每日1剂，连服5～7日。

【功效】活血祛瘀，调经止痛，滋阴养血。治月经不止。

2. 白头翁炒地榆汤

【配方】白头翁15克，炒地榆30克，白糖适量。

【用法】水煎去渣，在药汁之中加入白糖搅拌均匀。2次分服，连续服用2剂。

【功效】清热解毒，凉血止血。治月经不止。

3. 侧柏叶

【配方】侧柏叶120克。

【用法】侧柏叶炒至微焦研末。每日2次，每次6克，米汤送下。

【功效】凉血止血。治月经不止。

4. 陈莲房

【配方】陈莲房120克。

【用法】陈莲房烧存性，研为末，每服6克，热酒送下。

【功效】凉血止血，收涩化瘀。治月经不止。

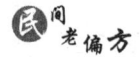

5. 红鸡冠花

【配方】红鸡冠花 120 克。

【用法】红鸡冠花晒干、研细，每服 6 克，空腹服酒调下。

【功效】凉血止血。治月经不止。

【禁忌】忌食鱼腥猪肉。

第五节 痛 经

1. 鸡血藤茄子根汤

【配方】鸡血藤 30 克，茄子根 15 克。

【用法】水煎服。每天早、晚各服 1 次。

【功效】行血补血，清热利湿，散血消肿。治痛经。

2. 葱白食盐熨方

【配方】葱白 250 克，食盐 250，生姜 125 克。

【用法】上药共炒热装布袋熨下腹部，药凉后可再炒热再熨。每日数次，每次 30 分钟。

【功效】治虚寒为主的痛经。

3. 川芎鸡蛋方

【配方】川芎 9 克，鸡蛋 2 个，黄酒 20 毫升。

【用法】川芎、鸡蛋同煮，蛋熟后去渣及蛋壳，调入黄酒，汤蛋同服。每日 1 剂，连服 1 周。

【功效】活血行气，滋阴养血止痛。治经期或经后少腹绵绵作痛，经色淡红而量少的虚寒痛经。

4. 红糖生姜红枣汤

【配方】红糖 60 克，生姜 10 克，红枣 10 枚。

【用法】水煎服。每日 1 剂，连服 6 ~ 10 剂。

【功效】治疗气血虚弱型痛经。症见经后一二日或经期小腹隐隐作痛，或小腹及阴部空坠，喜揉按，月经量少，色淡质薄。

5. 山楂向日葵籽红糖方

【配方】山楂 30 克，向日葵籽 15 克，红糖 60 克。

【用法】把山楂、向日葵籽烤焦后磨成粉末，加红糖冲服，每天早、晚各服用 1 次。

【功效】调理月经不调，减轻痛经。

第六节　闭　经

1. 丝瓜络

【配方】丝瓜络 30 克。

【用法】加黄酒、水各半煎服，每日 2 次。

【功效】通经活络，解毒消肿。治闭经。

2. 蚕沙烧酒方

【配方】蚕沙 60 克，烧酒 500 克。

【用法】将蚕沙放酒内煎取汁，用纱布滤过。每日服 1 次，每次半酒杯。

【功效】治闭经。经通后，即停药。

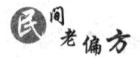

3. 红枣树皮根

【配方】红枣树皮根 50 克。

【用法】煎水当茶饮，3～5 个月可愈。

【功效】通络活血。治闭经。

4. 益母草红糖方

【配方】益母草 30 克，红糖 60 克。

【用法】水煎服。每日早、晚 1 次。

【功效】活血祛瘀，通经。治闭经。

5. 丹参红糖方

【配方】丹参 30 克，红糖 30 克。

【用法】水煎服。每日早、晚 1 次。

【功效】活血祛瘀，通经。治闭经。

第七节　倒　经

1. 人参麦冬汤

【配方】人参 12 克，麦冬 15 克，生山药 12 克，白芍 12 克，丹参 12 克，清半夏 9 克，甘草 6 克，生桃仁 6 克，大枣 3 枚。

【用法】水煎服。每日 1 剂，2 次分服。

【功效】阴虚肺燥，养血清热，调经降逆。治倒经。

2. 鲜韭菜叶

【配方】鲜韭菜叶 100 克。

【用法】洗净捣烂取汁，加童便一小杯共内服。

【功效】活血散瘀。治倒经。

3. 向日葵根方

【配方】向日葵根 50 克。

【用法】水煎服。每日 1 剂。

【功效】清热利湿。治倒经。

4. 丹参茜草汤

【配方】丹参 12 克，茜草 12 克，地黄 15 克，玄参 12 克，枸杞子 12 克，玉竹 12 克，栀子 12 克，牛膝 9 克，郁金 9 克，牡丹皮 6 克。

【用法】水煎服。每日 1 剂。

【功效】养血柔肝，化瘀降逆，祛瘀止血。主治倒经。

5. 酒当归酒白芍汤

【配方】酒当归 15 克，酒白芍 12 克，熟地黄 15 克，牡丹皮 12 克，茯苓 9 克，沙参 9 克，黑荆芥穗 9 克。

【用法】水煎服。每日 1 剂，2 次分服。

【功效】肾阴不足，肝气上逆，补血和血，养血平肝敛阴。治倒经。

第八节　带　下

1. 黑木耳红糖方

【配方】黑木耳 60 克，红糖 30 克。

【用法】把黑木耳焙焦、研末。每日 2 次，每次 6 克，用红糖水送下。

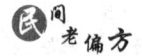

【功效】补气养血，活血化瘀。治白带下。

2. 白扁豆

【配方】白扁豆60克。

【用法】白扁豆炒为末。每日2次，每服6克，用米汤送下。

【功效】补脾除湿。治赤白带下。

3. 冬瓜子冰糖汤

【配方】冬瓜子30克，冰糖30克。

【用法】将冬瓜子洗净捣末，加冰糖冲开水一碗放在陶罐内。用文火隔水炖好，服食，每日2次，连服5~7日。

【功效】治疗湿热型白带增多。

【禁忌】脾胃虚寒及便溏者不宜服用。

4. 鲜马齿苋生鸡蛋清汤

【配方】鲜马齿苋100克，生鸡蛋2个。

【用法】水煎鲜马齿苋加水煎汤，生鸡蛋打碎去黄，用蛋白冲马齿苋汁搅冲服。每日1次。

【禁忌】脾胃虚弱者不宜服用。

【功效】适用于湿热型白带过多。

5. 白果肉鸡蛋

【配方】白果肉4粒，鸡蛋1枚。

【用法】白果去皮取仁，在鸡蛋小头打一洞口，将白果肉塞入，用湿纸糊好洞口，煮熟鸡蛋即可食用。每日早起吃1个。连服5~10日，病程长者可服20日。

【功效】对由饮食不节、过于疲劳、思虑过度所致的脾虚带下白带异常效果特别好。

第九节　崩　漏

1. 三七末

【配方】三七 30 克。

【用法】三七研细。每日 2 次，每次 3 克，用淡白酒调冲服。

【功效】止血化瘀。治崩漏。

2. 椿树皮灰

【配方】椿树皮灰 10 克。

【用法】椿树皮烧灰，用白酒调冲服。

【功效】清热燥湿，涩肠止血。治崩漏。

3. 韭菜根

【配方】韭菜根 100 克。

【用法】韭菜根洗净切碎捣汁，冲童便温服。

【功效】散瘀解毒，止血止痛。治崩漏。

4. 侧柏叶

【配方】侧柏叶 90 克。

【用法】侧柏叶焙干、研末。每服 9 克，每日 2 次。

【功效】凉血止血。治崩漏。

5. 丝瓜络灰

【配方】丝瓜络灰 60 克。

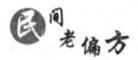

【用法】丝瓜络烧灰存性，用白水送服。每次 3 克，每日 2 次。

【功效】通经活络，清热止血。治崩漏。

第十节　盆腔炎

1. 三七

【配方】三七 30 克。

【用法】三七研细，每日 2 次，每次 3 克，用淡白酒调冲服。

【功效】止血化瘀。治盆腔炎。

2. 鲜蒲公英

【配方】鲜蒲公英 250 克。

【用法】鲜蒲公英捣烂如泥，外敷下腹部。每日 1～2 次。

【功效】清热解毒。治盆腔炎。

3. 败酱草桃仁汤

【配方】败酱草 30 克，桃仁 10 克，黑木耳 10 克。

【用法】水煎服。每日 2 次。

【功效】清热解毒，行瘀排脓。治盆腔炎。

4. 金银花土茯苓汤

【配方】金银花 30 克，土茯苓 30 克，牡丹皮 10 克，白鸡冠花 10 克，通草 6 克，大黄 6 克。

【用法】水煎服。每日 1 剂。

【功效】清热解毒。适用于急性盆腔炎。

5. 夏枯草薏苡仁汤

【配方】夏枯草 30 克，薏苡仁 30 克，败酱草 30 克，丹参 15 克，赤芍 10 克，延胡索 10 克，木香 10 克。

【用法】水煎服。每日 1 剂，15 日为 1 个疗程。

【功效】清热解毒。适用于慢性盆腔炎。

第十一节 阴道炎

1. 桃树叶刺蒺藜汤

【配方】桃树叶 100 克，刺蒺藜 50 克。

【用法】水煎煮沸 20 分钟，待温度降低一些后，用此液冲洗阴道。每日 1～2 次。

【功效】祛风清热，行血杀虫。适用于治疗滴虫性阴道炎。

2. 鲜马齿苋鲜白槿花汤

【配方】鲜马齿苋 60 克，鲜白槿花 30 克。

【用法】水煎服。每日 1 剂，2～3 次分服。

【功效】清热解毒，凉血消肿。适用于滴虫性阴道炎。

3. 冬瓜子黄酒方

【配方】冬瓜子 200 克，黄酒 500 毫升。

【用法】将冬瓜子炒黄、压碎，浸于酒中泡 10 天。每日 2 次，每次饮服 15～20 毫升。

【功效】祛湿利尿，解毒消炎，滋阴补肾。适用于妇女肾虚尿浊阴道炎。

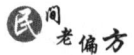

4. 猪肝马鞭草汤

【配方】猪肝 60 克，马鞭草 30 克。

【用法】将其切成小块并拌匀，用盖碗盖好放入锅内蒸 30 分钟，食猪肝喝汤。

【功效】清热解毒，活血散瘀，祛湿。治外阴瘙痒、白带过多等阴道炎。

5. 青萝卜

【配方】青萝卜适量。

【用法】将青萝卜清洗干净，并捣碎成泥糊状。用消过毒的纱布包大约 2 勺萝卜泥，并做成卷装。一头用线绳拴住，用高锰酸钾液先清洗干净阴道。将纱布卷塞入阴道，来回抽拉，或者秋冬之际放入阴道 1 小时左右后去除。

【功效】清热解毒。治滴虫性阴道炎。

第十二节　阴　痒

1. 鲜桃叶汤

【配方】桃树叶 120 克。

【用法】煎汤外洗或冲洗阴道。

【功效】祛风清热，杀虫。治阴痒。

2. 地肤子蛇床子百部熏洗方

【配方】地肤子 30 克，蛇床子 30 克，百部 20 克。

【用法】水煎 2 次，趁热熏洗患处。每日 1 次。

【功效】清热利湿，祛风止痒。治阴痒。

3. 石榴皮苍术苦参熏洗方

【配方】石榴皮 30 克，苍术 30 克，苦参 20 克，百部 20 克，黄柏 20 克，五倍子 20 克，白矾 10 克，蛇床子 10 克。

【用法】水煎 2 次，乘热熏洗患处。每日 1 次。

【功效】清热利湿，祛风止痒。治阴痒。

4. 蛇床子花椒白矾熏洗方

【配方】蛇床子 30 克，花椒 10 克，白矾 10 克。

【用法】水煎 2 次，乘热熏洗患处。每日 1 次。

【功效】除湿祛风，杀虫止痒。治阴痒。

5. 车前子苦参黄柏汤

【配方】车前子 15 克，苦参 9 克，黄柏 9 克。

【用法】水煎服。每日 1 次。

【功效】清热解毒，燥湿杀虫。此方适于湿热阴痒。

第十三节　外阴湿疹

1. 蛇床子苦参熏洗方

【配方】蛇床子 30 克，苦参 20 克，黄柏 20 克，百部 20 克。

【用法】上药共水煎煮后，将药液倒入盆内，乘热先熏后洗外阴、阴道。每日熏洗 1 ~ 2 次。

【功效】清热燥湿，杀虫止痒。适用于外阴炎、阴道炎、外阴湿疹。

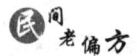

2. 艾叶白矾熏洗方

【配方】艾叶15克，白矾6克。

【用法】上药共水煎煮后，将药液倒入盆内，趁热先熏后洗外阴、阴道。每日熏洗1~2次。

【功效】燥湿杀虫，解毒止痒。治外阴湿疹。

3. 鹤虱蛇床子熏洗方

【配方】鹤虱15克，蛇床子15克，当归15克，威灵仙15克，苦参15克，狼毒6克。

【用法】上药水煎煮后，过滤去渣取汁倒入盆内，先熏后洗外阴部。每日2次，每次20分钟。

【功效】燥湿杀虫，祛风解毒。熏洗治外阴湿疹。

4. 重楼土茯苓熏洗方

【配方】重楼30克，土茯苓30克，苦参30克，黄柏15克，大黄15克，龙胆草15克，萆薢15克，枯矾10克。

【用法】上药共水煎沸后将药液倒入盆内，趁热先熏后洗外阴。每日1剂，每日早、午、晚各1次。

【功效】清热解毒，除湿杀虫。熏洗治外阴湿疹。

5. 白头翁百部熏洗方

【配方】白头翁20克，百部20克，苦参20克，蛇床子20克，土茯苓20克，黄柏20克。

【用法】上药水煎先熏后洗。每日2次，每次20分钟。

【功效】清热解毒，燥湿止痒。熏洗治外阴炎、外阴湿疹。

第十四节　宫颈糜烂

1. 紫草油方

【配方】紫草 50 克，香油 250 毫升。

【用法】将紫草放入香油中，煎熬煮沸成玫瑰色即可。凉后装进干净的密封瓶里，每日 1 次涂于子宫颈。外用带线棉球塞于阴道内，第 2 天取出。

【功效】凉血解毒。治宫颈糜烂。

2. 黄花菜瘦猪肉方

【配方】黄花菜 60 克，瘦猪肉 500 克。

【用法】把瘦猪肉切丁，加水煮，待快熟时再放入黄花菜熟后食喝汤。

【功效】治宫颈糜烂、白带中有血丝。

3. 金银花五倍子末方

【配方】金银花 50 克，五倍子 20 克，苦参 20 克。

【用法】共研极细粉末，加水适量。放高压锅中炖熟后，搅成糊状，涂患处。

【功效】治中度宫颈糜烂。

4. 猪苦胆石榴皮方

【配方】猪苦胆 30 克，石榴皮 60 克。

【用法】猪苦胆阴干后加石榴皮共研成细粉，用适量花生油调成糊状，装瓶备用。用前先以温开水清洗患部，擦干宫颈分泌物，再

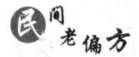

将扎线的棉球蘸药塞入宫颈糜烂处。每日 1 次，连用多次。

【功效】解毒杀虫，生肌，有较强的抗菌作用。治宫颈糜烂。

5. 鸡蛋清

【配方】新鲜鸡蛋 1 个。

【用法】将鸡蛋用消毒水洗净，打破皮取纯蛋清。阴道用高锰酸钾溶液冲洗后，将线扎纱布棉球蘸上鸡蛋清后填入子宫颈口（并将扎棉球之线头留在阴道口以外，以利于棉球取出），过 5 小时后取出。每日换 1~2 次。月经来潮时停止治疗。

【功效】清热解毒，消肿。治子宫颈糜烂，对宫颈糜烂并有出血者疗效颇佳。

第十五节　子宫脱垂

1. 猪大肠黑芝麻方

【配方】猪大肠 250 克，黑芝麻 100 克，升麻 9 克。

【用法】先将猪大肠洗净，升麻用纱布包好同黑芝麻一起放入肠中。置入砂锅内加水炖至烂熟，去升麻加精盐等作料。当日分 2 次吃肠喝汤，每周 2~3 次。

【功效】润燥补虚，补肝肾润五脏，升提中气。治子宫脱垂。

2. 小公鸡黄芪方

【配方】小公鸡 1 只，黄芪 30 克，升麻 9 克，红枣 6 枚，生姜 4 片。

【用法】将公鸡宰杀去掉内脏清洗干净，将其他药材放到鸡肚子里，然后加水炖熟，喝汤吃肉。每周食用 2 次，连续服用 8 次。

【功效】温中益气，补精填髓，益五脏补虚损，补气升阳，升提中气。治子宫脱垂。

3. 甲鱼头

【配方】甲鱼头。

【用法】甲鱼头洗净切碎，置锅内炒黄研末。每晚睡前服 3 克，用米酒或黄酒送服。

【功效】滋阴益气，补血养阴。治子宫脱垂。

4. 鲫鱼黄芪方

【配方】鲫鱼 200 克，黄芪 30 克，炒枳壳 9 克。

【用法】将鲫鱼开膛去杂洗净备用，先以水煎黄芪、枳壳 30 分钟，放入鲫鱼再煎至鱼熟，吃鱼饮汤。

【功效】补中益气，养阴补虚，健脾。治子宫脱垂。

5. 炙黄芪益母草汤

【配方】炙黄芪 30 克，益母草 15 克，党参 15 克，当归 12 克，炙升麻 9 克，炒枳壳 12 克。

【用法】水煎服。每日 1 剂，2 次分服。10 剂为 1 个疗程，服 1～3 个疗程。

【功效】补中益气，升提中气。治子宫脱垂。

【禁忌】治疗期间禁房事及剧烈运动、重体力劳动等。

第十六节　不孕症

1. 当归白术汤

【配方】当归 12 克，白术 12 克，茯苓 12 克，地黄 12 克，人参

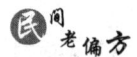

10 克，川芎 10 克，白芍 10 克，牛膝 10 克，香附 10 克，牡丹皮 10 克，陈皮 10 克，砂仁 6 克，制半夏 6 克，甘草 6 克，生姜 6 克。

【用法】水煎服。空腹服。日 1 剂。经期内服 5 剂，月经过后再服 5 剂。

【功效】具有调经育子的功效。对妇女月经不调、不能受孕者有效。

2. 当归益母草鸡蛋方

【配方】当归 15 克，益母草 30 克，鸡蛋 2 个。

【用法】将药水煎后用纱布滤渣，鸡蛋煮熟冷却去壳。划弄小孔数个用药汁煮片刻后，饮药汁吃鸡蛋。每周吃 2~3 次。1 个月为 1 个疗程。

【功效】补血和血，活血调经。治不孕症。

3. 丹参当归汤

【配方】丹参 30 克，当归 12 克，香附 9 克，赤芍 9 克，白芍 9 克，桃仁 9 克，络石藤 9 克，红花 9 克，连翘 9 克，川芎 9 克，小茴香 9 克，炙甘草 6 克。

【用法】水煎服。每日 1 剂，2 次分服。

【功效】活血祛瘀，散瘀行血。适用于输卵管梗阻性不孕症。

4. 熟地黄白芍汤

【配方】熟地黄 15 克，白芍 15 克，山茱萸 12 克，当归 12 克，茯苓 9 克，牡丹皮 9 克，山药 9 克，杜仲 9 克，菊花 6 克，牛膝 6 克。

【用法】水煎服。每日 1 剂。

【功效】养血补心。治妇女血虚引起久不孕育。

5. 当归丹参汤

【配方】当归 15 克，丹参 15 克，红花 10 克，赤芍 10 克，香附 10 克，茺蔚子 10 克，泽兰 10 克。

【用法】水煎服。每日 1 剂。

【功效】活血化瘀，行气通滞。对继发性经闭、排卵不畅有效。

第十七节　习惯性流产

1. 鸡蛋红枣汤

【配方】鸡蛋 2 个，红枣 10 个，红糖适量。

【用法】锅内放水煮沸后，加入鸡蛋、红枣及红糖，文火煮 20 分钟即可。

【功效】补中益气，养血。治习惯性流产，也适用于贫血及病后，产后气血不足的调养。

2. 党参黄芪汤

【配方】党参 15 克，黄芪 20 克，当归 12 克，白术 12 克，续断 12 克，茯苓 10 克，白芍 10 克，熟地黄 10 克，川芎 6 克，炙甘草 6 克。

加减：虚而兼寒者，加炮姜 6 克；虚而兼热者，加黄芩 6 克；小腹坠胀明显者，加柴胡 3 克，升麻 3 克；呕吐者加砂仁 3 克。

【用法】水煎服。每日 1 剂，2 次分服。

【功效】益气养血，固冲安胎。治气血虚弱习惯性流产。

3. 南瓜蒂汤

【配方】南瓜蒂 5 个。

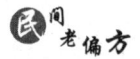

【用法】水煎频服。每日 1 剂，连服 7 剂。

【功效】解毒利水安胎。治疗习惯性流产。

4. 陈艾绒鸡蛋红糖汤

【配方】陈艾绒 10 克，鸡蛋 2 枚，红糖适量。

【用法】将鸡蛋 2 枚放入艾绒水中煮熟，与红糖水一起吃。一般需要吃半个月左右。

【功效】散寒除湿，温经止血，补气滋阴。治习惯性流产。

5. 大红枣花生米红糖汤

【配方】大红枣 50 克，花生米 100 克，红糖 50 克。

【用法】将干红枣洗净后用温水浸泡，花生米略煮去皮备用。枣与花生皮同入小铝锅内，加煮花生米的水再加水适量。以文火煮 30 分钟，捞出花生米皮。加红糖，待红糖溶化收汁即成。

【功效】养血补虚。治习惯性流产，也适用于流产后贫血或血象偏低等。

第十八节　产后胞衣不下

1. 艾叶干姜汤

【配方】艾叶 9 克，干姜 9 克，米醋 100 毫升。

【用法】前两味水煎后去渣，加入米醋再煎片刻温服。

【功效】治产后胞衣不下。症见出血不止，头痛肢体酸痛，苔薄白，脉浮紧。

2. 官桂当归川芎汤

【配方】官桂 12 克，当归 6 克，川芎 6 克。

【用法】水煎服。每日 1 剂。

【功效】治胎衣不下，因产母元气虚薄者。以此温之自下，至当之极妙在官桂 12 克。

3. 五灵脂方

【配方】五灵脂 30 克。

【用法】五灵脂为细末，温酒调下。每次 6 克。

【功效】祛瘀止血，行血止痛。治胎衣不下。

4. 皂角刺方

【配方】皂角刺 30 克。

【用法】皂角刺烧为末，温酒调下。每次 6 克。

【功效】活血祛风。治胎衣不下。

5. 蓖麻子雄黄方

【配方】蓖麻子 60 克，雄黄 60 克。

【用法】研细成膏涂足下涌泉穴，胞衣下后洗净。

【功效】治胎衣不下。

第十九节　产后恶露不绝

1. 益母草仙鹤草红糖方

【配方】益母草 30 克，仙鹤草 30 克，红糖 30 克。

【用法】现将两味药浓煎去渣取汁，加入红糖再煮沸口服。每日 2~3 次。

【功效】适用于血瘀恶露不尽。

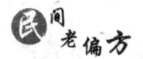

2. 羊肉熟地黄生姜方

【配方】羊肉 150 克，熟地黄 60 克，生姜 60 克。

【用法】加酒煎煮，取汁服之。

【功效】产后血虚寒滞腹痛。适用于产后腹痛恶露不净。

3. 苏木藕节鸭蛋汤

【配方】苏木 9 克，藕节 30 克，鸭蛋 1 个。

【用法】将后两味煎汤去渣，加入去壳熟鸭蛋共煮片刻，吃蛋喝汤。每日 1 次，连服 3 ~ 5 日。

【功效】治产后恶露不净。

4. 马齿苋益母草粳米粥

【配方】马齿苋 30 克，益母草 30 克，粳米 100 克，红糖适量。

【用法】前二者水煎取汁，粳米煮粥待熟时加入药汁及红糖。

【功效】治产后恶露不绝属于血瘀者。

5. 败酱草山栀子粳米粥

【配方】败酱草 30 克，山栀子 12 克，粳米适量。

【用法】前两味水煎取汁，粳米洗净煮粥。待熟时兑入药汁即可。

【功效】清热解毒，凉血止血。治产后恶露不绝属于血热者。

第二十节　产后腹痛

1. 益母草生姜红糖汤

【配方】益母草 50 克，生姜 30 克，红糖 30 克。

【用法】水煎服。每日 1~2 次，连服数日。

【功效】活血祛瘀，散寒解表。治产后腹痛。

2. 山楂红糖汤

【配方】山楂 30 克，红糖适量。

【用法】水煎服。每日 1 剂，日服 2 次。

【功效】破气散瘀。治产后腹痛。

3. 当归干姜红糖汤

【配方】当归 12 克，干姜 10 克，红糖适量。

【用法】水煎服。每日 1 剂，日服 2 次。

【功效】补血和血，温中回阳。治产后腹痛。

4. 当归白术汤

【配方】当归 15 克，白术 15 克，肉桂 3 克，炙甘草 3 克。

【用法】水煎服。每日 1 剂，日服 2 次。

【功效】血虚失养，温中养血。治产后腹痛。

5. 香附山楂红糖汤

【配方】香附 15 克，山楂 30 克，红糖适量。

【用法】浓煎顿服。

【功效】破气散瘀，解瘀止痛。治产后腹痛。

第二十一节 经前期紧张综合征

1. 黄芪党参汤

【配方】黄芪 30 克，党参 30 克，茯苓 15 克，白术 12 克，制附

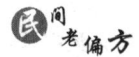

片 10 克, 甘草 6 克。

【用法】水煎服。每日 1 剂。每于经前 1 周服 8~10 剂。

【功效】扶阳益气, 滋阴活血。主治经前期紧张综合征。症见经前 1 周出现头痛、腰背痛、倦怠、头晕、乳房胀痛、尿频、浮肿、胃肠功能紊乱、抑郁。

2. 当归制香附汤

【配方】当归 15 克, 制香附 15 克, 茯苓 15 克, 熟地黄 10 克, 赤芍 10 克, 桃仁 10 克, 郁金 10 克, 莪术 10 克, 山栀子 10 克, 炒苍术 10 克, 川芎 6 克, 红花 6 克, 降香 6 克, 川楝子 6 克, 小茴香 6 克, 补骨脂 10 克, 檀香 3 克, 水蛭 3 克。

【用法】水煎服。每日 1 剂, 水煎 3 次。分 3 次服, 先服 5~10 剂。停药每月经临前或行经期连服 4~5 剂, 30 剂为 1 个疗程。

【功效】疏肝理脾, 行气和血。主治经前期紧张综合征。

3. 瓜蒌钩藤汤

【配方】瓜蒌 15 克, 钩藤 15 克, 当归 12 克, 茯苓 12 克, 柴胡 9 克, 白芍 12 克, 枳壳 9 克, 牛膝 9 克, 香附 9 克, 郁金 12 克, 青皮 9 克, 橘叶 9 克, 路路通 9 克, 牡丹皮 9 克, 菊花 9 克, 厚朴 9 克, 陈皮 9 克。

【用法】水煎服。每日 1 剂。于经前服 3~5 剂。

【功效】疏肝通络。主治经前期紧张综合征。

4. 鹿角霜陈皮方

【配方】鹿角霜 10 克, 陈皮 15 克。

【用法】加水、黄酒各半煎服。每日 1 剂。于经前服 3~5 剂。

【功效】补虚助阳, 理气健脾。主治经前期紧张综合征, 症见经前乳房胀痛。

5. 薏苡仁茯苓红枣汤

【配方】薏苡仁 30 克，茯苓 15 克，红枣 7 个。

【用法】水煎服。每日 1 剂。

【功效】健脾消肿，利水渗湿。主治经前期紧张综合征之经行浮肿。

第二十二节　更年期综合征

1. 首乌藤黄芪汤

【配方】首乌藤 30 克，黄芪 30 克，当归 12 克，桑叶 12 克，胡桃肉 10 克，三七 6 克。

【用法】水煎服。水煎 2 次，2 次分服。

【功效】益气活血化瘀。治疗更年期综合征。

2. 鸡血藤生地熟地汤

【配方】鸡血藤 30 克，地黄 30 克，熟地黄 30 克，桑寄生 15 克，淫羊藿 15 克，炒杜仲 12 克，狗脊 10 克，当归 10 克，炒白芍 10 克。

【用法】水煎服。每天 1 剂，水煎 2 次，2 次分服。

【功效】治疗更年期综合征之身痛。

3. 龙骨牡蛎黄芪汤

【配方】龙骨 30 克，牡蛎 30 克，黄芪 15 克，生大黄 9 克，桂枝 9 克，制半夏 9 克，柴胡 6 克，炙甘草 6 克。

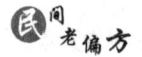

【用法】水煎服。每天 1 剂。水煎 2 次，2 次分服。

【功效】滋阴潜阳，镇惊安神。治疗更年期综合征。

4. 浮小麦炙甘草大枣汤

【配方】浮小麦 100 克，炙甘草 10 克，大枣 10 枚。

【用法】水煎服。每天 1 剂。水煎 2 次，2 次分服。

【功效】益气补脾，润肺。治疗更年期综合征。

5. 百合菊花汤

【配方】百合 30 克，菊花 9 克，红糖适量。

【用法】水煎服。每天 1 剂。水煎 2 次，2 次分服。

【功效】清心宁神，清热散风。治疗更年期综合征。

第二十三节　产后缺乳

1. 蒲公英金银花汤

【配方】蒲公英 30 克，金银花 15 克，王不留行 12 克。

【用法】水煎服。共水煎 3 次后合并药液，3 次分服，并以黄酒少量为引。每日 1 剂。

【功效】清热解毒，通乳消肿，活血通经。治产后缺乳。

2. 黑芝麻僵蚕

【配方】黑芝麻 30 克，僵蚕 9 克，红糖 30 克。

【用法】将僵蚕研细芝麻捣碎，加入红糖后拌匀。用时将药放入茶杯内，倒入沸开水加盖后待 10 分钟左右。空腹时服 1 次顿服。每日 1 次。

【功效】消肿散结，祛风泻热，润五脏。治产后缺乳。

3. 猪蹄通草方

【配方】猪蹄 2 个，通草 9 克。

【用法】水煎煮，炖汤服。

【功效】补血通乳，下乳汁。治产后缺乳。

4. 赤小豆方

【配方】赤小豆 200 克。

【用法】煎赤小豆汤液去豆饮浓汤，早晚各 1 次。连服3 ~ 5 天。

【功效】除热毒，散恶血，消胀满，利小便，通乳。治产后缺乳。

5. 芝麻方

【配方】芝麻适量。

【用法】芝麻炒熟加入盐少许，最好是产前 10 天就开始吃。

【功效】润五脏。治产后缺乳。进餐时作副食可快速增乳汁，吃得越多奶来得越快。

第二十四节　治回乳

1. 小麦麸红糖汤

【配方】小麦麸 30 克，红糖 50 克。

【用法】将小麦麸炒黄后加入红糖再炒，趁热服下。

【功效】治回乳。

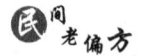

2. 花椒红糖汤

【配方】花椒6克，红糖60克。

【用法】花椒水煎煮后再加红糖，每天趁热1次饮下。1～3天可回乳。

【功效】温中止痛。治回乳。

3. 白辣萝卜籽汤

【配方】白辣萝卜籽30克。

【用法】捣碎加水浸泡30分钟，水煎，分3次温服。

【功效】治回乳。

4. 黄花菜汤

【配方】黄花菜15克。

【用法】用开水沏水喝，几天后即断奶。

【功效】清热利尿，解毒消肿。治回乳。

5. 生麦芽山楂神曲汤

【配方】生麦芽60克，山楂30克，神曲30克。

【用法】水煎服。每日1剂，连服3次。

【功效】行气消食，健脾开胃，消食积，散瘀血。治回乳。

第二十五节　急性乳腺炎

1. 仙人掌食盐方

【配方】仙人掌适量，食盐少许。

【用法】共捣烂敷患乳。

【功效】清热解毒，消肿止痛。治急性乳腺炎未化脓者。

2. 蒲公英青皮汤

【配方】蒲公英 60 克，青皮 12 克，麦芽 12 克，陈皮 12 克，炙乳香 9 克，炙没药 9 克。

【用法】水煎服。每日 1 剂。

【功效】清热解毒，疏肝理气。治急性乳腺炎。

3. 生黄芪金银花汤

【配方】生黄芪 30 克，金银花 15 克，党参 10 克，白术 10 克，当归 10 克，陈皮 10 克，赤芍 10 克，白芍 10 克，玄参 10 克。

【用法】水煎服。每日 1 剂。

【功效】清热解毒，补中益气。治急性乳腺炎之溃破期。

4. 蚯蚓白糖方

【配方】活蚯蚓 1 条，白糖 10 克。

【用法】活蚯蚓加入白糖，待蚯蚓溶成水后，取汁内服。每日 1 剂，一般 3 剂可见效。

【功效】治疗产后急性乳腺炎。

5. 芙蓉花（叶）鸡蛋清方

【配方】芙蓉花（叶）适量，鸡蛋清适量。

【用法】加入一些鸡蛋白清，共捣烂敷于患处，中间留一个小孔。立可止痛，次日就能消肿。

【功效】清热解毒，凉血消肿。治疗急性乳腺炎。

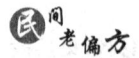

6. 蒲公英地丁汤

【配方】蒲公英 60 克，紫花地丁 30 克，蜂房 10 克。

【用法】水煎服。每日 1 剂。

【功效】清热解毒。治乳腺炎化脓期。

7. 蒲公英金银花汤

【配方】蒲公英 30 克，金银花 30 克，丹参 15 克，鸡血藤 15 克，连翘 12 克，漏芦 12 克，赤芍 12 克，青皮 10 克，通草 8 克。

【用法】水煎服。每日 1 剂，连用 7 日。

【功效】清热解毒。治急性乳腺炎之气血壅结证。

8. 瓜蒌忍冬藤汤

【配方】瓜蒌 15 克，忍冬藤 15 克，青皮 9 克，橘叶 9 克，穿山甲 9 克，王不留行 9 克，赤芍 9 克，漏芦 9 克。

【用法】水煎服。每日 1 剂。

【功效】清热解毒，散结消肿。治早期乳腺炎。

9. 紫花地丁蒲公英汤

【配方】紫花地丁 30 克，蒲公英 30 克，赤芍 12 克，王不留行 12 克，鹿角霜 9 克，路路通 9 克，牛蒡子 9 克，乳香 9 克。

【用法】水煎服。每日 1 剂。

【功效】清热解毒，通乳消肿，活血止痛。治早期乳腺炎。

10. 绿豆面大黄方

【配方】绿豆面（炒）50 克，大黄 15 克，黄连 6 克，雄黄 6 克，鸡蛋清适量。

【用法】黄连、大黄、雄黄共为细末，同绿豆面混后用蛋清调匀，成膏样摊于纱布上。根据患部大小，用膏贴局部。

【功效】清热解毒，逐瘀通经。治急性乳腺炎。

第二十六节　乳腺增生

1. 全蝎方

【配方】全蝎 2 只。

【用法】夹于馒头或糕点中食用。每日 1 次，7 日为 1 个疗程。应连用 2 个疗程，疗程间可休息 2 日。

【功效】解毒消肿。治乳腺增生。

2. 夏枯草生侧柏叶汤

【配方】夏枯草 30 克，生侧柏叶 30 克，橘核 10 克，菊花 10 克。

【用法】水煎服。每日 1 剂。

【功效】理气散郁结。治乳腺增生。

3. 仙人掌炒猪肝方

【配方】仙人掌、猪肝各适量。

【用法】仙人掌炒猪肝，常食有效。

【功效】行气活血，清热解毒。治乳腺增生。

4. 马齿苋方

【配方】马齿苋适量。

【用法】洗净捣敷患处。

【功效】清热解毒。治乳腺增生。

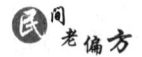

5. 茉莉花玫瑰花方

【配方】茉莉花 10 克，玫瑰花 10 克。

【用法】水煎服或泡茶饮。

【功效】活血化瘀，理气解郁。治乳腺增生。

第二十七节　妊娠呕吐

1. 党参干姜半夏方

【配方】党参 10 克，干姜 6 克，半夏 6 克。

【用法】水煎服。每日 1 剂。

【功效】降逆止呕，温中。治妊娠呕吐。

2. 生姜半夏灶心土汤

【配方】生姜 10 克，半夏 6 克，灶心土适量。

【用法】水煎服。每日 1 剂。

【功效】温中和胃止呕。治妊娠呕吐。

3. 半夏茯苓菊花汤

【配方】半夏 9 克，茯苓 6 克，菊花 9 克，黄连 3 克。

【用法】水煎服。每日 1 剂。

【功效】降逆止呕。治妊娠呕吐。

4. 生姜橘皮红糖饮

【配方】生姜 10 克，橘皮 10 克，红糖适量。

【用法】水煎服或当茶饮。每日 1 剂。

【功效】温中止呕。治妊娠呕吐。

5. 竹茹干姜炙甘草汤

【配方】竹茹 9 克，干姜 6 克，炙甘草 3 克。

【用法】水煎服。每日 1 剂。

【功效】清热止呕，凉血安胎。治妊娠呕吐。

第十二章
五官科常见疾病

第一节 咽 炎

1. 芦荟叶方

【配方】芦荟叶 2~3 片，冰糖适量。

【用法】芦荟叶用清水洗净，切成小段放入锅内。加水煎和冰糖适量以甜为度，共煮沸后 10 分钟去渣。取其液当水喝。

【功效】杀菌消炎。治咽炎。

2. 鸡蛋米醋方

【配方】鸡蛋 1 个，米醋 500 毫升。

【用法】用一个鸡蛋泡醋中蛋皮软后，打烂泡 7 天。日服 2~3 次，每次喝一口即可。

【功效】杀菌消炎。治咽炎疗效很好。

3. 黑木耳蜂蜜方

【配方】黑木耳 90 克，蜂蜜适量。

【用法】黑木耳炒干研成粉，每次用 15 克。与蜂蜜调匀口服，每日 2 次，连服 5 日。

【功效】滋润活血。治咽炎。

4. 白糖海带方

【配方】白糖 500 克，海带 500 克。

【用法】海带洗净烫一下取出，把海带放白糖腌 3 日后吃，每日 3 次，每次 30 克。

【功效】消痰散结，生津润燥。治咽炎。

5. 蜂蜜黄花菜方

【配方】蜂蜜 100 毫升，黄花菜 30 克。

【用法】干黄花菜加水煎，文火煎烂调入蜂蜜。每日 3 次，细嚼慢咽。

【功效】清热解毒，消肿利咽。治咽炎。

第二节　声音嘶哑

1. 生丝瓜方

【配方】生丝瓜 1 条。

【用法】生丝瓜刮去皮切碎挤汁，用开水冲服每日 3 次。

【功效】清热解毒，化痰凉血。治声音嘶哑。

2. 胖大海冰糖方

【配方】胖大海 5 枚，冰糖适量。

【用法】将胖大海洗净，同冰糖放入碗内。冲入开水加盖浸泡 30 分钟后饮用，每天上下午各 1 次。

【功效】清热解毒，利咽喉。治声音嘶哑，症见干咳、音哑、咽

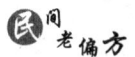

干、喉痛及扁桃体炎、牙龈肿痛等。

3. 花生米冰糖方

【配方】花生米 60 克，冰糖少许。

【用法】加水煮熟，每天 1 次吃完。

【功效】润肺利咽。治外感引起的失音。

4. 青果麦冬胖大海方

【配方】青果 10 克，麦冬 10 克，胖大海 10 克。

【用法】以滚开水浸泡后，不拘时间频频含漱润喉。

【功效】适用于因声带发音劳累，语言或歌唱时间过久引起的音哑。

5. 菊花薄荷漱口治声音哑

【配方】菊花 10 克，薄荷 10 克，食盐少许。

【用法】滚开水浸泡后，不拘时间频频含漱润喉。

【功效】适用咽喉部发炎、红肿灼痛、音哑、痰稠。

第三节　耳鸣耳聋

1. 螃蟹汁滴耳方

【配方】螃蟹。

【用法】捣烂如泥挤汁滴耳，每日 3 次，7 日为 1 个疗程。

【功效】清热解毒，通经活血。治老年耳聋。

2. 葵花籽壳方

【配方】葵花籽壳 15 克。

【用法】葵花籽壳放入锅内，加水煎服，日服 2 次。

【功效】治耳鸣。

3. 乌龟尿方

【配方】乌龟尿。

【用法】用吸管将乌龟尿滴入耳内，每日 1 次，每次 2 滴。

【注意】用镜子照乌龟头，其即撒尿。

【功效】治老年耳聋。

4. 菊花芦根冬瓜皮汤

【配方】菊花 10 克，芦根 30 克，冬瓜皮 30 克。

【用法】水煎服。每日 2 次。

【功效】散风清热，生津除烦。治老年耳聋。

5. 生猪皮大葱方

【配方】生猪皮 120 克，大葱 120 克。

【用法】上两味同剁烂，稍加食盐，蒸熟后一次吃完。连吃 3 日。

【功效】对疲劳过度上火引起的耳鸣、耳聋有效。

第四节　中耳炎

1. 明矾猪胆汁方

【配方】明矾适量，猪胆汁适量。

【用法】明矾研面，放入猪胆内浸泡一夜，晒干再研末。用时先把耳内脓血水擦干，然后将药吹耳内。日 2 次。

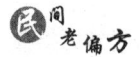

【功效】治中耳炎。

2. 蛋黄油方

【配方】鲜鸡蛋4个。

【用法】取鲜鸡蛋4个煮熟，去白留蛋黄。再把蛋黄用文火慢熬不放油至蛋黄出油，储存于密封之空瓶内备用。每次用棉花吸蛋黄油塞耳内。最严重者每天换2次，数日即愈。

【功效】治中耳炎。症见耳内流脓，经久不愈。

3. 枯矾五倍子冰片方

【配方】枯矾12克，五倍子3克，冰片3克。

【用法】共研细末，用时先按前法常规消毒后。再用麦秸秆管或小纸管，将药末吹入耳内，每日3次。

【功效】治疗急、慢性化脓性中耳炎30例，大部分治愈。疗程较短未愈者，也有好转。

4. 鲜韭菜汁枯矾方

【配方】鲜韭菜汁20毫升，枯矾3克。

【用法】枯矾研末加鲜韭菜汁滴入耳内。每日2次，1次1~2滴，连用5天。

【功效】治中耳炎。症见耳内长期流水、流脓胀痛。

5. 韭菜根方

【配方】韭菜根100克，冰片少许。

【用法】韭菜根捣烂挤出汁，加少许冰片滴耳。

【功效】治中耳炎。症见耳内长期流水、流脓、胀痛。

第五节　鼻　炎

1. 生姜大枣红糖方

【配方】生姜9克，大枣9克，红糖60克。

【用法】上述药物加水煎，取汁即可。代茶饮用，每日1剂，连用3~5日。

【功效】治过敏性鼻炎。

2. 蔓荆子葱须薄荷方

【配方】蔓荆子10克，葱须20克，薄荷6克。

【用法】上述药物加水煎，取汁即可。代茶饮。每日1剂。

【功效】疏散风热。治急慢性鼻炎。

3. 白芷薄荷辛夷散

【配方】白芷30克，薄荷15克，辛夷15克，炒苍耳子15克。

【用法】共为细末，每次服6克，饭前用葱汤或凉开水送服。

【功效】祛风散湿，通鼻窍，散风寒。治慢性鼻炎。

4. 炮姜炙甘草汤

【配方】炮姜10克，炙甘草10克。

【用法】上述药物加水煎，取汁即可，早晚分服。每日1剂。

【功效】清热解毒，温中益气。治急性鼻炎。

5. 辛夷苍耳子葱汁方

【配方】辛夷9克，苍耳子9克，葱汁少许。

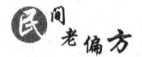

【用法】水煎成汁，加入葱汁少许。滴鼻。每日 3～5 次。

【功效】祛风除湿，宣肺通窍。治慢性鼻炎。

6. 苍耳子

【配方】苍耳子 50 克。

【用法】苍耳子轻轻捣烂放入小勺内，加香油 60 克炸。将苍耳子碎渣捞出，用油滴鼻。每日 3～5 次。

【功效】散风除湿，宣肺通窍。治鼻炎。

7. 鱼腥草杏仁麻黄汤

【配方】鱼腥草 30 克，杏仁 10 克，麻黄 3 克。

【用法】水煎服。每日 1 剂。

【功效】清热解毒，解表散寒。治过敏性鼻炎。

8. 大葱白汁

【配方】新鲜大葱白适量。

【用法】将大葱白取汁用棉签蘸涂鼻孔，让大葱的辣味从鼻孔中通过。

【功效】解毒杀菌。治慢性鼻炎、副鼻窦炎。

9. 莲藕节方

【配方】莲藕节。

【用法】莲藕节晒干烧成灰，研成细末。每次取适量塞入鼻孔中。每日 2 次。

【功效】治鼻息肉。

10. 蜂蜜

【配方】蜂蜜适量。

【用法】仰头用棉签蘸取蜂蜜，顺着鼻孔滴进去（可多滴几滴），然后用手指轻轻按揉鼻子两侧，不久即可通气。每天可滴2～3次。

【功效】解毒消炎，抗菌防腐。治鼻窦炎。

第六节　酒渣鼻

1. 鲜白果膏

【配方】鲜白果250克。

【用法】将鲜白果捣烂如膏，贮存于瓶中待用。每日涂患处。

【功效】消毒杀虫，美白皮肤。治酒渣鼻。

2. 大枫子仁蓖麻子仁膏

【配方】大枫子仁9克，蓖麻子仁9克，木鳖子仁3克，铅粉3克，水银3克。

【用法】共捣成膏。纱布包好，涂擦患处。每日2～3次。

【功效】燥湿杀虫，攻毒消肿。治酒渣鼻。

3. 杏仁鸡蛋清方

【配方】杏仁适量，鸡蛋清适量。

【用法】杏仁去皮捣，同鸡蛋清于夜间涂局部，早晨以酒洗去。

【功效】清热解毒，养颜美白。治酒渣鼻。

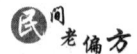

4. 新鲜荸荠方

【配方】新鲜荸荠数枚。

【用法】新鲜荸荠洗净后横切，反复涂擦在酒渣鼻上，涂擦后勿用水洗，涂上的粉汁越厚越好，待结的厚壳脱落即愈。每日5~6次，7日为1个疗程。

【功效】治疗酒渣鼻。

5. 马齿苋汤

【配方】马齿苋适量。

【用法】马齿苋水煎汤，日洗局部。

【功效】清热解毒。治酒渣鼻。

第七节　眼结膜炎

1. 蒲公英方

【配方】蒲公英120克。

【用法】水煎熏洗。

【功效】清热解毒。治眼结膜炎。

2. 霜桑叶菊花方

【配方】霜桑叶10克，菊花10克，红花3克。

【用法】开水冲泡先熏患眼，然后温服。每日2~3次。

【功效】清热散风，明目。治眼结膜炎。

【禁忌】忌食刺激性食物。

3. 车前子薄荷方

【配方】车前子 50 克，薄荷 10 克。

【用法】每日 1 剂，煎两次，将药液合并待凉后，用消毒纱布浸药水洗患眼。每日洗 3 ~ 5 次。

【功效】清热散风，清利明目。治眼结膜炎。

【禁忌】忌食刺激性食物。

4. 鱼腥草鲜叶

【配方】鱼腥草鲜叶适量。

【用法】鱼腥草鲜叶洗净，捣汁滴眼。

【功效】清热解毒。治眼结膜炎。

5. 紫花地丁金银花汤

【配方】紫花地丁 30 克，金银花 30 克。

【用法】水煎服。每日 1 剂，2 次分服。

【功效】清热解毒。治眼结膜炎。

第八节　鼻出血

1. 大蒜方

【配方】大蒜 1 头。

【用法】将大蒜切成 5 分钱硬币厚薄，每晚临睡前贴双足心涌泉穴，胶布固定，第 2 日早上去掉。连贴 5 ~ 10 日。

【功效】治鼻出血。

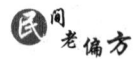

2. 头发方

【配方】头发烧成灰。

【用法】头发烧成灰，吸入鼻孔可立止。

【功效】治鼻出血。

3. 鲜藕带藕节方

【配方】鲜藕带藕节适量。

【用法】煮熟喝水吃藕，可常吃。

【功效】治经常鼻出血。

4. 荠菜芽方

【配方】荠菜芽适量。

【用法】煮水喝下即愈。

【功效】治鼻出血。

5. 韭菜汁方

【配方】韭菜适量。

【用法】韭菜洗净捣汁 1 杯，夏天冷服，冬天温服。

【功效】治鼻出血。

第九节　口　臭

1. 山楂冰糖方

【配方】山楂 9 ~ 12 克，冰糖少量。

【用法】煎汤代茶饮。

【功效】消食化积，破气散瘀。可除口臭。

2. 荷叶方

【配方】荷叶 3~6 克。

【用法】冲泡饮用代茶饮。

【功效】醒脾化瘀。可除口臭。

3. 淘小米泔水方

【配方】淘小米泔水。

【用法】将淘米水烧开后用来漱口。

【功效】治疗口臭和口腔溃疡。

4. 鲜芦根冰糖方

【配方】鲜芦根 30 克，冰糖适量。

【用法】煮汁服。每日 3 次分服。

【功效】清除口臭。

5. 橘皮方

【配方】橘皮 30 克。

【用法】橘皮洗干净，水煎当茶饮。

【功效】理气解郁，化痰醒酒。可清除口臭，对口臭伴胸闷食滞很有效。

6. 柚子方

【配方】柚子。

【用法】吃柚子或水煎柚子皮代茶饮。

【功效】消食健脾，芳香除臭。可清除口臭，去胃中恶气，解酒

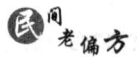

毒，消除饮酒后口中异味。

7. 黄瓜大米方

【配方】黄瓜 100 克，大米 100 克。

【用法】黄瓜去皮切片，与大米同煮成粥。随意服食。

【功效】治口臭、口苦。

8. 芦根桔梗甘草方

【配方】芦根 30 克，桔梗 10 克，甘草 3 克。

【用法】水煎服或沸水冲泡，代茶饮或经常漱口。

【功效】治口臭、口苦。

9. 黄连方

【配方】黄连 50 克。

【用法】将黄连研为细末，清水调为糊状，将黄连 10 克分成两份，外敷双足心涌泉穴。每日 1 次换，连续 3 ~ 5 天。

【功效】治口臭、口苦。

10. 生姜红枣方

【配方】生姜 9 克，红枣 12 枚。

【用法】生姜加红枣 12 枚切片，煮水喝。每日 1 剂，2 次分服。

【功效】治口臭、口苦。

第十节　口腔炎

1. 浓茶叶水食盐方

【配方】浓茶叶水，食盐少许。

【用法】漱口。每日 3 ~ 5 次。

【功效】治口腔炎。

2. 葡萄

【配方】葡萄适量。

【用法】常吃葡萄，每日吃数次，量不限。一般 2 ~ 3 日愈。

【功效】治口腔炎。对治疗和防止口腔溃疡十分有效。

3. 鲜侧柏叶方

【配方】鲜侧柏叶 30 克。

【用法】水煎服。每日 1 剂。

【功效】凉血止血。治口腔炎。

4. 西红柿白糖方

【配方】西红柿、白糖适量。

【用法】西红柿蘸白糖常吃。

【功效】治口腔炎、口疮。

5. 梨

【配方】梨。

【用法】每天早晚各吃梨 1 个，慢慢咽下。持续 3 ~ 4 天。

【功效】治口腔炎，立即好转。

第十一节　口　僻

口僻，又称面瘫、吊斜风等，临床表现为口眼歪斜而无半身瘫痪，患侧面肌弛缓、额纹消失，眼不能闭合，鼻唇沟变浅，口角下

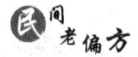

垂向健侧歪斜等，相当于现代医学之周围性面神经麻痹。

1. 蓖麻籽方

【配方】蓖麻籽。

【用法】将蓖麻籽捣烂向左歪涂右，向右歪涂左，至面部复正。

【功效】治口僻。

2. 霜桑叶生芹菜汁方

【配方】霜桑叶12克，生芹菜汁30克。

【用法】霜桑叶煎汤，加生芹菜汁服。轻者服半个月，重者服1个月即可。

【功效】祛风清热。治口僻。

【禁忌】忌羊肉、鸭血。

3. 鲜番薯叶方

【配方】鲜番薯叶100克。

【用法】鲜番薯叶捣烂，向左歪涂右，向右歪涂左涂，至面部复正。

【功效】治口僻。

4. 白及雄黄朱砂散

【配方】白及6克，雄黄3克，朱砂3克，白公鸡冠血不拘多少。

【用法】先将前三味药共研细末，再以鸡冠血调敷。向左歪涂右，向右歪涂左，至面部复正。

【功效】治口僻。

5. 活鳝鱼方

【配方】活鳝鱼 1 条。

【用法】活鳝鱼把头割掉，用血滴脸。向右歪涂左，向左歪涂右，涂于患侧面部，再用干稻草点燃烤干。如患者感觉恢复正常，可用温水洗去。如未恢复再用上法治疗。

【功效】治口僻。

第十二节　牙　痛

1. 花椒白酒方

【配方】花椒 10 粒，白酒 50 毫升。

【用法】将花椒浸在酒内 10 分钟后，含浸液几分钟即见效。每日 2 次，每次 10 分钟。

【功效】杀虫止痛。治牙痛。

2. 蛇皮白酒方

【配方】蛇皮、白酒各适量。

【用法】用蛇皮焙黄研末，白酒调稀糊，点在牙根处立即止痛。

【功效】杀虫止痛。治牙痛。

3. 马蜂窝红糖汤

【配方】马蜂窝 15 克，红糖 30 克。

【用法】水煎服。每日 1 剂，2 次分服。

【功效】解毒祛风。治牙痛。

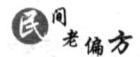

4. 五倍子方

【配方】五倍子 60 克。

【用法】研成细末，用冷水调敷两腮颊。

【功效】治牙痛，对风火牙痛及齿龈红肿热痛有效。

5. 鲜仙人掌方

【配方】鲜仙人掌 1 片。

【用法】鲜仙人掌去表面的刺，切成两片，贴牙痛处，片刻止痛。

【功效】治牙痛。对风火牙痛及齿龈红肿热痛有效。

第十三节　牙周炎

1. 鲜芦根麦冬方

【配方】鲜芦根 100 克，麦冬 30 克。

【用法】煎汤代茶饮。

【功效】清热养阴，益胃生津。治牙周炎。

2. 绿豆南瓜藤汤

【配方】绿豆 60 克，南瓜藤 30 克。

【用法】水煎服。每日 1 剂，日服 2 次。

【功效】清热解毒，消炎杀菌。治牙周炎。

3. 食盐白酒方

【配方】食盐 10 克，白酒 100 毫升。

【用法】白酒放入茶缸里，加上食盐搅拌。待盐粒溶化之后放在炉子上烧开，含漱疼痛处。

【功效】消炎杀菌。治牙周炎。

【注意】不要咽下去，牙痛就立即止痛。

4. 蒲公英天花粉方

【配方】蒲公英 60 克，天花粉 30 克。

【用法】水煎取汁含漱，每日 2 ~ 3 次。

【功效】清热解毒。治牙周炎，症见齿龈肿胀流脓者。

5. 鲜菊花叶方

【配方】鲜菊花叶 60 克。

【用法】水煎或泡水代茶喝。

【功效】清热解毒，凉血消肿。治牙周炎。

第十四节　眼　疾

1. 菊花桑叶方

【配方】菊花 30 克，桑叶 30 克。

【用法】水煎去渣，温洗患眼。每日 2 ~ 3 次。

【功效】散风清热，平肝明目。治红眼病。

2. 绿豆猪眼方

【配方】绿豆 50 克，猪眼 2 个。

【用法】上药水煮熟加调料。每日 1 剂。连食半个月。

【功效】养肝强筋，壮骨通血。治青光眼。

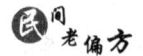

3. 人乳汁方

【配方】人乳汁适量。

【用法】用人乳汁滴入眼内，闭眼 10 分钟。每日 3~5 次，每次
2 滴。

【功效】补阴养血，润燥。治电光性眼炎。

4. 鱼苦胆方

【配方】鱼苦胆。

【用法】点眼。每日 3 次。

【功效】清热解毒，清肝明目。治角膜炎。

5. 羊肝方

【配方】羊肝。

【用法】白水煮羊肝，煮熟吃，不加盐及佐料。

【功效】益血补肝，明目。治夜盲眼。

6. 绿茶水

【配方】绿茶水。

【用法】每日洗眼 3~5 次，连用 2~3 天。

【功效】消炎抗菌之功效。治结膜炎、非电光红眼病。

【禁忌】忌饮酒、辛辣食物。

7. 霜桑叶方

【配方】霜桑叶 60 克。

【用法】水煎，每日洗眼 3~5 次，连用 7 日。

【功效】清热消肿。治流泪眼、沙眼。

【禁忌】忌饮酒、辛辣食物。

8. 白蒺藜羊肝方

【配方】白蒺藜 300 克，羊肝 300 克，白糖适量。

【用法】将前两昧药共研为末，每次服 15 克，用白糖水冲服。日服 2 次，8 周见效。

【功效】疏肝解郁，祛风明目，养血补肝。治白内障视力下降。

9. 苹果西红柿马铃薯方

【配方】苹果、西红柿、马铃薯、胡萝卜各 1 个。

【用法】苹果、西红柿、马铃薯（去皮）、胡萝卜各 1 个洗干净，共放在搅拌机搅成汁。1 杯即饮。食 2~3 个月。

【功效】治老花眼。

10. 向日葵盘方

【配方】向日葵盘去籽 120 克。

【用法】水煎，一半内服，另一半熏洗眼部。

【功效】清热平肝，凉血。治青光眼。

第十五节　百虫入耳

1. 猫尿

【配方】猫尿。

【用法】猫尿滴耳内，百虫自出来。提示：大蒜擦猫鼻自尿。

【功效】治百虫入耳。

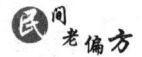

2. 花椒米醋方

【配方】花椒 3 克，米醋 10 毫升。

【用法】花椒为末，加入米醋浸泡，少许灌耳中，其虫自出。

【功效】治百虫入耳。

3. 大蒜汁方

【配方】大蒜。

【用法】大蒜捣研取汁，灌耳中。

【功效】治百虫入耳。

4. 麻油方

【配方】麻油。

【用法】以麻油数点滴入耳中，虫亦自死可取出。

【功效】治百虫入耳。

5. 牛乳方

【配方】牛乳。

【用法】以牛乳数点滴入耳中，虫亦自死可取出。

【功效】治百虫入耳。

第十六节 流 涎

1. 甘草生姜方

【配方】甘草 6 克，生姜 3 片。

【用法】煎煮 15 分钟，晾温，取汤汁喂饮。白天服用即可，直到好转为止。

【功效】治流口水。

2. 泥鳅方

【配方】泥鳅 250 克。

【用法】泥鳅去内脏晒干，炒黄研成末，用黄酒冲服。每日 2 次。每次 6 克。

【功效】治流口水。

3. 生南星外敷方

【配方】生南星 30 克。

【用法】每晚用 10 克生南星研成细末，用醋调成饼状，睡前敷在涌泉穴上，用胶布固定，第 2 天早晨取下。连贴 3 ~ 7 天。

【功效】治流口水。

4. 白矾吴茱萸肉桂方

【配方】白矾 12 克，吴茱萸 9 克，肉桂 9 克。

【用法】水煎，每天睡前泡双脚半小时。

【功效】治流口水。

5. 吴茱萸五倍子天南星方

【配方】吴茱萸 30 克，五倍子 30 克，天南星 10 克。

【用法】共研细末，取 15 克用米醋调糊，敷在双侧涌泉穴上，外部固定，睡前敷，早晨取下。连敷几天。

【功效】治流口水。

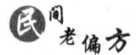

第十七节　吐　血

1. 韭菜根方

【配方】韭菜根 100 克。

【用法】捣汁兑凉开水喝。

【功效】消炎止血。治吐血。

2. 侧柏叶方

【配方】侧柏叶 30 克。

【用法】将侧柏叶阴干，水煎服或代茶饮。

【功效】凉血止血。治吐血。

3. 白茅根方

【配方】白茅根 60 克。

【用法】将茅根洗干净捣汁，水煎服。

【功效】清热解毒，凉血止血。治吐血。

4. 槐花百草霜方

【配方】槐花 60 克，百草霜 15 克。

【用法】共研细，每次服 6 克，茅根汤送服。每日 2 次。

【功效】清肝泻火，凉血止血。治吐血。

5. 小蓟叶方

【配方】小蓟叶 60 克。

【用法】水煎服。每日 1 剂。

【功效】清热祛瘀，凉血止血。治吐血。

第十三章
美容减肥

第一节　美　白

1. 西瓜皮

【配方】西瓜皮适量。

【用法】将西瓜皮用清水洗净擦面，然后用清水冲洗干净。

【功效】清热美肤，使皮肤清爽润滑。

2. 冬瓜瓤

【配方】冬瓜瓤适量。

【用法】用冬瓜瓤煮水洗脸擦澡。

【功效】可使皮肤变得白净细腻。

3. 鸡蛋清

【配方】鸡蛋清适量。

【用法】每日晚上用 1 个鸡蛋的蛋清擦脸，1 小时后用清水洗掉。

【功效】要经常擦，皮肤越擦越嫩。

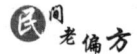

4. 白果草果黑豆粉方

【配方】白果 60 克，草果 60 克，黑豆 30 克。

【用法】上药研成细粉，然后再分成 30 份。每天早晨取 1 份倒入水中洗脸。

【功效】使用 1 个月后，肌肤会变得非常白嫩。

5. 胡萝卜汁方

【配方】胡萝卜汁。

【用法】将鲜胡萝卜切碎榨汁，每日早晚洗完脸后涂抹，待干后洗净。

【功效】可美白肌肤。此外，每日喝一杯鲜胡萝卜汁效果更好。

第二节　祛　斑

1. 香菜汤

【配方】香菜适量。

【用法】香菜洗净放入锅中，加入适量清水熬成汤。每天坚持用香菜汤洗面。

【功效】长期坚持能祛黑斑。

2. 新鲜茄子汁

【配方】茄子适量。

【用法】将茄子洗净，切成小块后放入榨汁机中榨取汁液。洁面后取适量茄子汁均匀地抹于脸上斑点处，坚持每日 1 次。

【功效】10 天就能明显见到斑点淡化了很多。

3. 西红柿汁蜂蜜饮

【配方】西红柿汁适量，蜂蜜适量。

【用法】将西红柿洗净去蒂，切成小块放入榨汁机中榨取汁液，可适量调入蜂蜜，直接饮用即可。

【功效】可使皮肤白皙，黑斑消退。

4. 鲜黄瓜方

【配方】鲜黄瓜薄片。

【用法】睡前用化妆棉以化妆水完全浸湿后，将切好的黄瓜薄片敷在脸上，几分钟后取下。

【功效】祛斑。

5. 醋水洗脸方

【配方】食醋适量。

【用法】每天在洗脸时，在水中加入 1~2 匙食醋。

【功效】有减轻色素沉着作用，长期坚持不仅能淡化脸部晒斑，同时还能美白、细腻肌肤。

第三节　去　皱

1. 猪蹄

【配方】老母猪蹄数只。

【用法】老母猪蹄，洗净后煮成膏状。晚上睡觉时涂于脸部，第二天早晨再洗干净。

【功效】坚持半个月会有明显的祛皱效果。

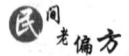

2. 鸡蛋清鲜黄瓜汁

【配方】鸡蛋 1 个，鲜黄瓜汁 10 毫升。

【用法】鲜黄瓜汁、鸡蛋清搅匀，每晚睡觉前洗脸后涂抹面部皱纹处，次日晨用温水洗净。连用 15 ~ 30 天。

【功效】能使皮肤逐渐收缩，对消除面部皱纹有特效。

3. 西红柿蜂蜜方

【配方】西红柿汁、蜂蜜各适量。

【用法】西红柿切碎压成汁，加少许蜂蜜调匀涂抹面部。

【功效】消除面部皱纹有特效。

4. 丝瓜蜂蜜方

【配方】鲜丝瓜 1 根，蜂蜜 10 毫升，医用酒精少许。

【用法】将丝瓜洗净榨成汁，与蜂蜜、医用酒精拌匀后，涂在面部，待干后用清水洗去。

【功效】营养皮肤，清斑祛皱。

5. 蛋黄蜂蜜方

【配方】蛋黄、蜂蜜、面粉各适量。

【用法】将蛋黄与一小匙蜂蜜、一小匙面粉充分搅拌后，用来敷脸。如果是干性皮肤，则应加入一些橄榄油，待 15 分钟后洗净，再用纱布擦去。

【功效】营养皮肤，清斑祛皱。

第四节　黄褐斑

1. 山楂橘皮蜂蜜饮

【配方】山楂 10 克，橘皮 10 克，蜂蜜适量。

【用法】水煎服或代茶饮。

【功效】治黄褐斑。

2. 冬瓜汁白醋方

【配方】冬瓜汁 30 毫升，白醋 30 毫升。

【用法】调匀涂面部，涂后过 10 分钟洗去。每日 2～3 次，连用 15 天。

【功效】治黄褐斑、蝴蝶斑。

3. 杏仁鸡蛋清白酒方

【配方】杏仁、鸡蛋清、白酒各适量。

【用法】杏仁泡后去皮、捣烂如泥，加入蛋清调匀。每晚睡前涂搽，次日晨起用白酒洗去，直至斑退。

【功效】美面消斑。

4. 黑砂糖

【配方】黑砂糖 250 克。

【用法】用黑砂糖加少量水，放入锅中煎煮，冷却后取来涂抹于面部，5～6 分钟后洗掉。

【功效】有漂白作用，持续几个月就会产生效果。

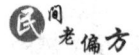

5. 橙子核方

【配方】橙子核 50 克。

【用法】用橙子核研细末，以温水调匀。每晚临睡前涂面部，次日晨起以温水洗去。

【功效】祛黑斑，除粉刺、黄褐斑。

第五节 雀 斑

1. 金银花方

【配方】金银花的叶和花适量。

【用法】金银花的叶和花，在水中浸泡一夜后，取出敷在有斑处。

【功效】清热解毒，除雀斑。

2. 白术浸泡白醋方

【配方】白术、白醋各适量。

【用法】白术浸泡在白醋中，密封 7 日后。取白术擦拭有雀斑的部位，每天坚持使用。

【功效】雀斑会渐渐变浅甚至消退。

3. 杏仁鸡蛋清方

【配方】杏仁 15 克，鸡蛋 1 个。

【用法】杏仁研成细粉，用 1 个鸡蛋的鸡蛋清调匀。每晚睡前涂面部，次日清晨用温水洗净。每日 1 次，10 ~ 15 日显效。

【功效】雀斑会渐渐变浅甚至消退。

4. 白茄子方

【配方】白茄子适量。

【用法】白茄子切片擦患处，数天即效。

【功效】雀斑会渐渐变浅甚至消退。

5. 芫荽方

【配方】芫荽25克。

【用法】煎汤天天洗，每日洗3次。

【功效】雀斑会渐渐变浅甚至消退。

第六节　青春痘

1. 白果仁方

【配方】银杏仁适量。

【用法】银杏仁切成片，每晚睡前温水洗净患部。取银杏仁片反复擦患部，边擦边削去用过的部分。每次用1~2粒，一般7~10次即可见效。

【功效】治青春痘。

2. 蒲公英汤

【配方】蒲公英60克。

【用法】水煎服。每日1剂，连用2周。

【功效】清热解毒。治青春痘。

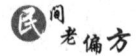

3. 泡桐花方

【配方】泡桐花 60 克。

【用法】晚上临睡前先以温水洗脸，取鲜桐花数枚，双手揉搓至出水，在患部反复涂擦。擦到无水时为止。第二天早晨洗脸，同法连续用。

【功效】治青春痘。

4. 枸杞子方

【配方】新鲜枸杞子适量。

【用法】新鲜枸杞子打烂后，涂于面部。每天涂 1～2 次。

【功效】7～10 天后青春痘可见明显好转。

5. 绿豆

【配方】绿豆 100 克。

【用法】将绿豆捣成粉，用温水调成糊状，每晚睡前用温水洗净面部后涂面部。

【功效】治青春痘。坚持 1～2 个月时间，即可显效和痊愈。

6. 黄柏大枣方

【配方】黄柏 15 克，大枣 7 枚。

【用法】将大枣烧成炭，与黄柏共研成细末。水煎洗患处，每晚 1 次，每次半小时。

【功效】治青春痘。7～10 天后可见明显好转。

7. 鲜黄瓜汁白醋方

【配方】鲜黄瓜汁 50 毫升，白醋 50 毫升。

【用法】鲜黄瓜汁白醋调匀，先用热水洗脸后再涂脸。每日 3 次，涂后过 10 分钟用温水洗去。

【功效】治青春痘。7～10 天后可见明显好转。

8. 菠萝汁方

【配方】菠萝汁。

【用法】菠萝汁洗擦患处。

【功效】防止长青春痘，并有清洁、滋润皮肤的功效。

9. 绿豆荷叶冰糖方

【配方】绿豆 50 克，鲜荷叶 1 张，冰糖适量。

【用法】将鲜荷叶洗净切碎，加水适量煎煮 15 分钟，去渣取汁，加入洗净的绿豆，一同煮烂，加入冰糖调味即成。

【功效】清热解暑，除烦止痒。适用于各种毛囊炎，尤其适合患者夏季食用治青春痘。

10. 枸杞叶方

【配方】枸杞叶 100 克。

【用法】将枸杞叶加水煎汤去渣取汁，代茶频频饮用。

【功效】清热解毒，消炎止痒。适用于各种毛囊炎，对湿热型青春痘患者较为适宜。

11. 鱼腥草方

【配方】鱼腥草 30 克。

【用法】水煎服。渣用于洗脸。

【功效】清热解毒，消肿痛。治青春痘。

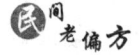

第七节 美 牙

1. 乌贼骨方

【配方】乌贼骨。

【用法】乌贼骨研末，拌牙膏刷牙。

【功效】美白牙齿。

2. 橘子皮

【配方】橘子皮适量。

【用法】橘子皮晒干磨成粉，与牙膏混在一起刷牙。

【功效】美白牙齿。

3. 生杏仁食盐方

【配方】生杏仁 60 克，食盐 100 克。

【用法】杏仁浸泡后去皮尖，食盐炒至变色，共捣成膏状，刷牙时用。

【功效】洁齿除秽。

4. 生花生

【配方】生花生。

【用法】生花生嚼碎不要吞下去，拿花生屑当牙膏刷牙。

【功效】洁齿美白。

5. 陈醋

【配方】陈醋适量。

【用法】含漱 1~3 分钟，然后吐掉刷牙。

【功效】洁齿美白。

第八节　老年斑

1. 杏仁鸡蛋清方

【配方】杏仁适量，鸡蛋清适量。

【用法】杏仁去皮捣成泥状，与鸡蛋清调匀。每晚睡前涂抹，晨起用温水洗净。

【功效】治老年斑。

2. 大蒜

【配方】大蒜适量。

【用法】把大蒜切成薄片，贴在老年斑处。反复摩擦直到皮肤充血发红为止。每天 3~5 次。

【功效】治老年斑。

3. 茯苓鸡蛋清方

【配方】茯苓适量，鸡蛋清适量。

【用法】茯苓研成细末，与鸡蛋清调匀后涂患处。每晚睡前涂抹，晨起用温水洗去。

【功效】治老午斑。

4. 生姜蜂蜜方

【配方】生姜 10 克，蜂蜜适量。

【用法】把生姜洗净切成片或丝，加入沸水冲泡 10 分钟，再加

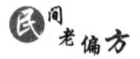

蜂蜜搅匀。每日饮用一杯。长期服用。

【功效】也可显著减少或消除老年斑，有抗衰老作用。

5. 胡萝卜汁蜂蜜方

【配方】胡萝卜汁适量，蜂蜜适量。

【用法】每晚洗完脸后用，胡萝卜汁、蜂蜜搅匀涂脸。

【功效】治老年斑。每日喝一杯胡萝卜汁，可以减少老年斑。

第九节 白 发

1. 何首乌枸杞子方

【配方】何首乌 20 克，枸杞子 15 克，大枣 6 枚，鸡蛋 2 个。

【用法】共煮熟去渣后，食蛋饮汤。每日 1 剂，连服 10 ~ 15 日。

【功效】滋阴补肾乌发。治白发。

2. 醋煮黑豆方

【配方】黑豆 120 克，米醋 500 克。

【用法】以醋煮黑豆不加水成稀糊状，过滤去滓。用牙刷蘸醋液刷毛发。每日 1 次。

【功效】用治各种非遗传性白发。

3. 黑芝麻大枣方

【配方】黑芝麻 300 克，大枣 150 克。

【用法】黑芝麻研末，大枣去核捣烂成泥。共调成膏，每日早、晚各服食 15 克。

【功效】乌发。治白发。

4. 地黄何首乌方

【配方】地黄 30 克，何首乌 30 克。

【用法】共捣碎，开水冲泡代茶饮，连服数月。

【功效】清热滋阴，凉血补血益精，乌发。治白发。

5. 青葙子桑白皮外洗方

【配方】青葙子 60 克，桑白皮 30 克，五倍子 15 克。

【用法】水煎取汁，外洗。

【功效】治白发。

6. 黑豆山楂大青叶方

【配方】黑豆 30 克，山楂 30 克，大青叶 30 克。

【用法】水煎服。每日 1 剂，2 次分服。

【功效】清热解毒凉血，乌须发。治白发。

第十节　脱　发

1. 红辣椒白酒方

【配方】红辣椒适量，白酒适量。

【用法】将红辣椒泡白酒 7 日，用酒涂患处。每日数次。

【功效】治脱发。

2. 黑芝麻大米方

【配方】黑芝麻 50 克，大米 100 克。

【用法】将黑芝麻、大米放锅内煮粥，当早饭食用。每日 1 剂，

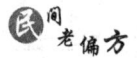

连服 10 日。

【功效】治脱发。

3. 霜桑叶方

【配方】霜桑叶 50 克。

【用法】用霜桑叶水煎液洗头。

【功效】治脱发。

4. 老姜片方

【配方】老姜片。

【用法】用老姜片擦头皮，每日 3 ~ 5 次。

【功效】治脱发、斑秃、秃顶。

5. 桑树根皮方

【配方】桑树根皮 30 克。

【用法】用水煎液洗头，每日 1 次。洗后勿用清水冲洗。连用 7 日。

【功效】能促进头皮血液循环，有固发作用。治头屑、头痒，可再生发。

第十一节 肥胖症

1. 夏枯草山楂汤

【配方】夏枯草 10 克，山楂 10 克，泽泻 10 克，生何首乌 10 克，莱菔子 10 克。

【用法】上药先用清水浸泡半小时，煎煮 2 次。药液对匀后 2 次

286

分服，每日 1 剂。

【功效】本方尤适用于肥胖症。

2. 黄芪党参丹参汤

【配方】黄芪 30 克，党参 15 克，丹参 15 克，山楂 15 克，大黄 15 克，荷叶 15 克，海藻 15 克，苍术 12 克，白术 10 克，柴胡 10 克，姜黄 10 克，泽泻 10 克，决明子 10 克，陈皮 10 克。

【用法】水煎服。每日 1 剂。3 次分服，早、中、晚饭前半小时服。1 个月为 1 个疗程。

【功效】健脾益气，活血理气，通腑导滞，降浊化饮。主治肥胖症。

3. 牵牛子薏苡仁汤

【配方】牵牛子 30 克，薏苡仁 30 克，赤小豆 30 克，浙贝 20 克，大黄 10 克，硼砂 10 克。

【用法】上药共研为细末过筛。每次 4 克，温开水冲服，每日 2 次。

【功效】本方尤适用于肥胖症。

4. 茵陈枳壳大腹皮汤

【配方】茵陈 6 克，枳壳 6 克，大腹皮 6 克，冬瓜皮 6 克，制香附 6 克，茯苓 6 克，陈皮 6 克，法半夏 5 克，川芎 5 克，炒泽泻 5 克。

【用法】水煎服或代茶饮。

【功效】本方尤适用于肥胖症。

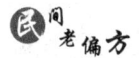

5. 枸杞子荷叶茶

【配方】枸杞子 15 克，荷叶 10 克。

【用法】开水浸泡，每日 2 次，代茶冲服。

【功效】滋肾润肺，补肝明目。适宜于肥胖症。

【禁忌】外邪实热、脾虚有湿及泄泻者忌服。

6. 玉米须方

【配方】玉米须 30 ~ 60 克。

【用法】用开水冲泡，代茶饮用。

【功效】治肥胖症。

7. 生姜红糖方

【配方】生姜 30 克，红糖少许。

【用法】将生姜洗净切成薄片，水煎煮后加入红糖即可服用。

【功效】降脂减肥，运动前服用能加倍运动效果。治肥胖症。

8. 米醋方

【配方】米醋 60 毫升。

【用法】每日 1 剂。晨起和睡前 2 次分服。

【功效】降脂减肥瘦身。治肥胖症。

9. 山楂菊花金银花方

【配方】山楂 12 克，菊花 12 克，金银花 12 克。

【用法】每日 1 剂。水煎，当茶饮即可。

【功效】降压祛脂减肥。治肥胖症。

10. 干荷叶生山楂陈皮方

【配方】干荷叶 15 克，生山楂 15 克，陈皮 10 克，茶叶 3 克。

【用法】每日 1 剂。水煎服或数次冲泡当茶饮用。

【功效】清热解毒，破气散瘀，降脂减肥瘦身。治肥胖症。

11. 荷叶灰方

【配方】荷叶灰 6～15 克。

【用法】荷叶煅灰存性（制作方法：取鲜荷叶洗干净剪去蒂及边缘，晒干后撕碎放入锅内，锅上再扣一个锅当盖，两锅交接处用盐泥封固。为了炮制荷叶灰的程度，上盖锅上水湿贴一张白纸。以白纸变成焦黄为度，待冷后取出研成细末备用）。每日 3 次，连服 1 个月。

【功效】适用于那些久经减肥而不见成效的肥胖女性。荷叶灰的减肥效果很好，可以使人身体消瘦。

第十四章
肿瘤科常见疾病

第一节 食管癌

食道癌在中医学上多属"噎膈""噎"的范畴,《诸病源候论》记述:"噎膈者,饥欲得食,但噎塞迎逆于咽喉胸膈之间,在胃口之上,未曾入胃即带痰涎而出""其槁在上,近咽之下,水饮可行,食物难入,名曰噎"。

1. 活蜘蛛生桃仁方

【配方】活蜘蛛 50 个,生桃仁 50 个,白糖 120 克,蜂蜜 120 克,香油 120 克。

【用法】油炸蜘蛛和桃仁,捞出碾成细末。再与蜂蜜、白糖一同放入油锅内煮开,把油锅从火上端起来,用筷子搅,搅冷后装入罐内备用。每日 3 次,一次服如枣大一块,开水送服。

【功效】消肿解毒,破瘀行血。治食管癌初期。

2. 蒲葵子红枣汤

【配方】蒲葵子 30 克,红枣 8 枚。

【用法】水煎服。每日 1 剂,2 次分服,连服 20 剂为 1 个疗程。

【功效】活血化瘀,软坚散结。治食管癌,对幼稚白细胞增生

（即白血病）也有效。

3. 韭菜或韭菜根方

【配方】韭菜或韭菜根适量。

【用法】韭菜或韭菜根，洗净捣汁。每次取此汁一匙，加入牛奶半杯。煮沸乘温缓缓咽下，一日数次。

【功效】温中行气，散瘀解毒。治食管癌、胃癌，症见噎膈反胃，咽下困难吃东西即吐，胸脘隐痛者。

4. 海藻水蛭散

【配方】海藻 60 克，水蛭 20 克。

【用法】共为细末，用黄酒冲服，每次服 6 克。每日 2 次，连用 1 ~ 2 个月。

【功效】破血逐瘀，消痰散结。治食管癌。

5. 半枝莲党参汤

【配方】半枝莲 30 克，党参 15 克，土鳖虫 9 克，蜈蚣 2 条，山慈菇 9 克，半夏 9 克。

【用法】水煎服。每日 1 剂。7 剂为 1 个疗程。

【功效】益气活血，解毒化痰。适用于食管癌之症见咽下困难者。

第二节　胃　癌

1. 黄芪麦冬汤

【配方】黄芪 25 克，麦冬 15 克，玄参 15 克，地黄 12 克，赤芍

9 克，茜草根 9 克，五味子 6 克。

【用法】水煎服。每日 1 剂。

【功效】补气升阳，养胃生津。主治胃癌放疗副反应。

2. 煅瓦楞子生牡蛎汤

【配方】煅瓦楞子 30 克，生牡蛎 30 克，夏枯草 30 克，丹参 15 克，延胡索 12 克，海带 12 克，海藻 12 克，桃仁 9 克，焦山楂 9 克，焦麦芽 9 克，制鸡内金 9 克，川楝子 9 克，陈皮 9 克，广木香 9 克，枳实 9 克。

【用法】水煎服。每日 1 剂。

【功效】消食健脾，理气散结。治胃癌。

3. 白花蛇舌草夏枯草汤

【配方】白花蛇舌草 60 克，夏枯草 60 克，白茅根 30 克，蜂蜜 30 克，海藻 15 克，昆布 15 克，制鳖甲 15 克，煨莪术 9 克，煨三棱 9 克，赤芍 9 克，代赭石粉 15 克，旋覆花 9 克（包煎）。

【用法】水煎服。每日 1 剂。

【功效】清热解毒，化瘀散结消肿。治胃癌。

4. 半枝莲白茅根方

【配方】半枝莲 30 克，白茅根 30 克。

【用法】水煎服或代茶饮。每日 1 剂。

【功效】清热解毒，凉血化瘀。治胃癌。

5. 全瓜蒌煎汤

【配方】全瓜蒌 15 ～ 30 克。

【用法】水煎服。每日 1 剂。

【功效】清热化瘀，散结消肿。适用于胃癌。

第三节　肠　癌

1. 猪血鲫鱼粥

【配方】生猪血 200 克，鲫鱼 100 克，大米 100 克。

【用法】将鲫鱼除鳞，去肠杂及鳃，切成小块，同猪血、大米煮粥食用。每日 1 剂。

【功效】解毒清肠。适用于结肠癌。

2. 山楂田七粥

【配方】山楂 20 克，田七 5 克（研粉），粳米 60 克，蜂蜜 20 毫升。

【用法】加清水适量，煮粥服用，每日 2 次。

【功效】破气散瘀。适用于结肠癌。

3. 木香黄连猪大肠方

【配方】木香 10 克，黄连 6 克，田七末 5 克，猪大肠一段（约 30 厘米）。

【用法】黄连研末。将猪大肠一段洗净，将木香、黄连末和田七末一起装入猪大肠。两头扎紧加水炖肠至烂，去药饮汤食猪大肠。

【功效】破气散瘀。适用于结肠癌。

4. 党参黄芪汤

【配方】党参 20 克，黄芪 20 克，老鹳草 10 克，石榴皮 10 克，苍术 10 克，白术 10 克，茯苓 10 克，补骨脂 10 克，吴茱萸 10 克，肉蔻 10 克，五味子 6 克，干姜 6 克。

【用法】水煎服。每日 1 剂。

【功效】温肾健脾，祛寒胜湿。适用于结肠癌。

5. 败酱草半枝莲汤

【配方】败酱草 30 克，半枝莲 30 克，土茯苓 30 克，马齿苋 30 克，白英 30 克，鸡血藤 15 克，三棱 9 克，莪术 9 克，川楝子 9 克，木香 9 克，厚朴 9 克，马尾连 9 克，儿茶 3 克。

【用法】水煎服。每日 1 剂。

【功效】清热解毒，理气化滞，祛瘀攻积。治直肠癌。

6. 当归茯苓汤

【配方】当归 12 克，茯苓 12 克，白芍 9 克，川芎 9 克，人参 9 克，白术 9 克，桂枝 9 克。

【用法】水煎取汁，2 次分服。隔日服 1 剂，效果良好。

【功效】治直肠癌，症见下痢、便血、里急后重者。

7. 白英败酱草汤

【配方】白英 30 克，败酱草 30 克，龙葵 30 克，白头翁 15 克，黄柏 10 克，白术 10 克，苍术 10 克，生薏苡仁 30 克，厚朴 10 克，茯苓 10 克，延胡索 10 克，川楝子 10 克，黄连 6 克。

【用法】水煎取汁，每日 1 剂，2 次分服。

【功效】清热解毒，活血消肿。治直肠癌。

8. 当归赤芍汤

【配方】当归 12 克，赤芍 12 克，牡丹皮 12 克，桃仁 10 克，川芎 10 克，延胡索 10 克，香附 10 克，乌药 10 克，枳壳 10 克，五灵脂 10 克，红花 6 克，甘草 6 克。

【用法】水煎取汁，每日 1 剂。2 次分服。

【功效】行气活血，化瘀解毒。治大肠癌。

9. 槐花地榆炭汤

【配方】槐花 15 克，地榆炭 15 克，黄芩 10 克，当归 10 克，炒枳壳 10 克，防风 10 克。

【用法】水煎取汁，2 次分服。每日 1 剂。

【功效】清热凉血。治大肠癌之湿热蕴结证。

10. 白花蛇舌草黄芪汤

【配方】白花蛇舌草 30 克，炙黄芪 30 克，党参 15 克，龙葵 15 克，焦三仙各 10 克，炮姜 6 克。

【用法】水煎取汁，分 2 次服用。每日 1 剂。

【功效】健脾补肾，扶正祛邪。治大肠癌晚期。

第四节 肝 癌

1. 冰片蟾蜍白酒方

【配方】冰片 15 克，蟾酥 3 克，白酒适量。

【用法】将冰片、蟾酥溶于白酒中，装瓶备用。需要时用棉棒蘸此药酒擦涂疼痛部位，10～15 分钟即可见效。

【功效】解毒消肿，活血散结止痛。治肝癌。

2. 大蟾蜍皮方

【配方】大蟾蜍皮。

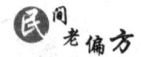

【用法】大蟾蜍剥皮，将皮表面的腺体颗粒挑破，有白浆溢出。立即外敷于癌肿处（深部肿瘤按穴位外敷），外盖纱布每日换 1 ~ 2 次。或将蟾蜍皮晒干炒脆研粉，每日 3 克，3 次分服。

【功效】清热解毒，利水消肿。治肝癌。

3. 铁树叶大红枣方

【配方】铁树叶 90 ~ 120 克，大红枣 10 枚。

【用法】水煎服。吃枣饮汤。

【功效】清热散瘀。治肝癌。

4. 活蟾蜍方

【配方】活蟾蜍 125 克，黄酒 1 500 毫升。

【用法】活蟾蜍剖腹去内脏，加黄酒煮沸 2 小时，将药液过滤即得。成人每次服 15 ~ 30 毫升，每日 3 次。

【功效】解毒消肿，止痛。治肝癌。

5. 白花蛇舌草方

【配方】白花蛇舌草 60 克。

【用法】水煎服。每日 1 剂。

【功效】清热解毒，消瘀散结。治肝癌。

第五节　肺　癌

1. 当归生地川芎汤

【配方】当归 12 克，地黄 15 克，川芎 12 克，赤芍 12 克，枳壳 12 克，桔梗 10 克，桃仁 10 克，红花 10 克，牛膝 10 克，三棱 10

克，莪术 10 克，浙贝母 10 克，百部 10 克，重楼 10 克，柴胡 10 克，甘草 6 克。

【用法】水煎服。每日 1 剂，早晚分服。

【功效】行气活血，化瘀散结。适用于肺癌。

2. 核桃树枝白花蛇舌草汤

【配方】核桃树枝 60 克，白花蛇舌草 30 克，淡竹叶 15 克，草河车 10 克，女贞子 10 克。

【用法】水煎服。每日 1 剂。

【功效】清热解毒，消肿止痛，抗癌。治肺癌。

3. 鲜核桃树枝煮鸡蛋治肺癌

【配方】鲜核桃树枝 250 克，鸡蛋 3 个。

【用法】将鲜核桃枝洗净，切成约 3 厘米长条和鸡蛋放入清水中。文火慢慢煮熬 4 小时，滤出液汁，取出鸡蛋。饮汤吃蛋。

【功效】解毒散结，抗癌。治肺癌。

4. 白花蛇舌草夏枯草汤

【配方】白花蛇舌草 30 克，夏枯草 30 克，白茅根 30 克，薏苡仁 30 克，地锦草 30 克，麦冬 15 克，昆布 15 克，海藻 15 克，生牡蛎 15 克，芙蓉花 12 克，地黄 12 克，玄参 12 克，百部 9 克，重楼 9 克，橘核 9 克，橘红 9 克。

【用法】水煎服。每日 1 剂。

【功效】清热解毒，散郁结，抗癌。治肺癌。坚持用药能使症状基本消失，肿块缩小。

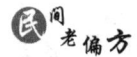

5. 鱼腥草蒲公英汤

【配方】鱼腥草 30 克，蒲公英 30 克，夏枯草 30 克，牡丹皮 12 克，地黄 12 克，丹参 12 克，王不留行 12 克，野菊花 12 克，海藻 15 克，海带 15 克，五味子 9 克。

【用法】水煎服。每日 1 剂早晚服。

【功效】清热解毒，滋阴清热化瘀。治肺癌。

第六节　鼻咽癌

1. 金银花鲜芦根汤

【配方】金银花 15 克，鲜芦根 30 克，黄芪 30 克，天花粉 15 克，地骨皮 12 克，玄参 12 克，地黄 12 克，青蒿 10 克，鳖甲 10 克，秦艽 9 克，牡丹皮 10 克，赤芍 10 克，白芍 10 克，常山 10 克，蝉蜕 6 克，甘草 6 克，灯草 2 克。

【用法】水煎服。每日 1 剂。

【功效】清热解毒，消肿止痛。治鼻咽癌。

2. 白花蛇舌草半枝莲汤

【配方】白花蛇舌草 60 克，半枝莲 30 克，金果榄 9 克。

【用法】水煎服。每日 1 剂。

【功效】清热解毒，消肿止痛，抑癌。治鼻咽癌肺转移。

3. 陈葫芦麝香冰片散

【配方】陈葫芦 25 克，麝香 3 克，冰片 3 克。

【用法】将葫芦炒灰存性研末，再加入麝香、冰片混匀。把少许药粉吹入鼻咽部，每日数次。

【功效】开通鼻窍。适用于鼻咽癌。

4. 白花蛇舌草龙葵汤

【配方】白花蛇舌草 30 克，龙葵 30 克，北沙参 15 克，地黄 12 克，石斛 12 克，玉竹 12 克，海藻 12 克，野菊花 12 克，苍耳子 12 克，辛夷 10 克，焦山栀 10 克，赤芍 10 克。

【用法】水煎服。每日 1 剂。

【功效】开通鼻窍，适用于鼻咽癌。

5. 白花蛇舌草半枝莲汤

【配方】白花蛇舌草 15 克，半枝莲 15 克，党参 15 克，玄参 15 克，地黄 15 克，熟地黄 15 克，麦冬 15 克，石斛 12 克，连翘 12 克，天冬 12 克，刺蒺藜 12 克，玉竹 12 克，山药 12 克，赤芍 12 克，黄芩 9 克，白芷 9 克，山豆根 9 克。

【用法】水煎服。每日 1 剂。

【功效】清热解毒，养阴润燥。治鼻咽癌。

第七节　乳腺癌

1. 当归金银花汤

【配方】当归 15 克，金银花 15 克，牡蛎粉（包煎）15 克，黄芪 15 克，紫草 9 克，赤芍 9 克，川芎 9 克，升麻 6 克，甘草 6 克，大黄（后下）6 克。

【用法】水煎服。每日 1 剂，日服 2 次。

【功效】清热凉血，解毒泻火。治乳腺癌。

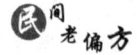

2. 党参夏枯草汤

【配方】党参 12 克，夏枯草 30 克，牡蛎 30 克，瓜蒌 30 克，石膏 30 克，白芍 30 克，王不留行 12 克，柴胡 10 克，黄芩 10 克，紫苏子 10 克，陈皮 10 克，川椒 5 克，甘草 6 克，大枣 10 枚。

【用法】水煎服。每日 1 剂，日服 3 次。

【功效】疏肝理气，攻坚破瘀，活血消肿。治乳腺癌。

3. 黄芪白花蛇舌草汤

【配方】黄芪 30 克，白花蛇舌草 60 克，党参 15 克，当归 15 克，白芍 15 克，丹参 15 克，白术 12 克，郁金 10 克，墨旱莲 10 克，重楼 10 克，薏苡仁 10 克。

【用法】水煎服。每日 1 剂，日服 2 次。

【功效】补气养血，健脾疏肝，清热解毒，活血化瘀。治乳腺癌。

4. 当归露蜂房汤

【配方】当归 15 克，露蜂房 12 克，黄芪 15 克，石见穿 15 克，王不留行 12 克，穿山甲 9 克，莪术 9 克，三七粉（分 2 次吞服）3 克。

【用法】水煎服。每日 1 剂。

【功效】通乳消肿，行气破血，软坚散结。治乳腺癌。

5. 蟹壳方

【配方】蟹壳适量。

【用法】将蟹壳焙焦研末，每次 6 克，每日 2 次。黄酒冲服，不可间断。

【功效】清热解毒，破瘀消积，通络止痛。治疗乳腺癌。

【注意事项】孕妇忌用。

第八节　宫颈癌

宫颈癌属于中医学"带下""漏症""癥瘕"范畴，由脏腑气血失调，湿毒内侵，蕴积于下所致。

1. 白花蛇舌草白茅根汤

【配方】白花蛇舌草 60 克，白茅根 50 克，赤砂糖 50 克。

【用法】水煎服。每日 1 剂。连服 7～14 剂。

【功效】清热解毒，利水消肿凉血。治宫颈癌放射疗后直肠炎。

2. 昆布海藻汤

【配方】昆布 15 克，海藻 15 克，当归 12 克，白芍 10 克，香附 10 克，白术 10 克，茯苓 10 克，柴胡 6 克，全蝎 3 克，蜈蚣 2 条。

【用法】水煎服。每周服 3 剂。

【功效】清痰散结，解毒消肿。主治宫颈癌早期。

3. 白花蛇舌草核桃树枝汤

【配方】白花蛇舌草 30 克，核桃树枝 30 克，半枝莲 30 克，黄芪 30 克，龙葵 15 克，黄药子 15 克，淫羊藿 15 克，刘寄奴 9 克，山豆根 9 克。

【用法】水煎服。每日 1 剂。

【功效】清热解毒，散瘀消肿治中期宫颈癌。

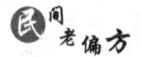

4. 土茯苓蒲公英汤

【配方】土茯苓 30 克，蒲公英 30 克，茵陈 30 克，茯苓 15 克，白术 12 克，泽泻 9 克，当归 9 克，白芍 9 克，柴胡 6 克。

【用法】水煎服。每日 1 剂。

【功效】清热解毒，除湿利水。治宫颈癌。

5. 瓦松红花汤

【配方】瓦松 30 克，红花 9 克，白矾 6 克。

【用法】水煎，先熏后洗外阴部，每日 2 次，每次 30～60 分钟。下次加热后再用，每剂可用 3～4 天。

【功效】清热解毒，利湿消肿。治早期宫颈癌。

6. 苦参蛇床子汤

【配方】苦参 60 克，蛇床子 30 克，金银花 30 克，野菊花 30 克，菖蒲 15 克，白芷 15 克。

【用法】加水适量煎，去渣浸泡阴道。

【功效】清热解毒，杀虫止痒。治早期宫颈癌。

7. 太子参薏苡仁汤

【配方】太子参 30 克，薏苡仁 15 克，桑寄生 15 克，黄精 15 克，续断 9 克，白术 9 克，狗脊 9 克，陈皮 9 克，升麻 3 克。

【用法】水煎服。每日 1 剂。

【功效】益气生津，补中益气，健脾消肿。主治宫颈癌宫颈中气下陷明显者。

8. 土茯苓汤

【配方】土茯苓 50 克，白糖（或蜂蜜）适量。

【用法】水煎服。每日 1 剂。加白糖或蜂蜜调味。

【功效】解毒散结。主治宫颈癌之症见白带增多者。

9. 当归党参汤

【配方】当归 15 克，党参 30 克，鸡内金 15 克，柴胡 12 克，白术 9 克，白芍 9 克，茯苓 9 克，青皮 9 克，乌药 9 克，甘草 6 克。

【用法】水煎服。每日 1 剂。

【功效】主治菜花型和糜烂型宫颈癌。

10. 白花蛇舌草土茯苓汤

【配方】白花蛇舌草 60 克，土茯苓 30 克，鱼腥草 30 克，白茅根 30 克，牡蛎 30 克，丹参 15 克，党参 15 克，当归 9 克，茜草 9 克，白术 9 克，赤芍 9 克。

【用法】水煎服。每日 1 剂。

【功效】清热解毒，活血祛瘀，消肿止痛。治宫颈癌晚期。

第九节　白血病

1. 金银花白茅根汤

【配方】金银花 30 克，白茅根 30 克，龙骨 30 克，牡蛎 30 克，当归 9 克，秦艽 9 克，牡丹皮 9 克，地骨皮 9 克，地黄 9 克，白芍 9 克，鳖甲 9 克，鹿角霜 9 克，紫草 9 克，丝瓜络 9 克，川芎 9 克。

【用法】水煎服。每日 1 剂。

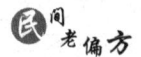

【功效】清热解毒，软坚散结。治急性淋巴细胞性白血病。

2. 白花蛇舌草半枝莲汤

【配方】白花蛇舌草 30 克，半枝莲 30 克，败酱草 30 克，薏苡仁 15 克，丹参 15 克，当归 12 克，三七 9 克，茜草 9 克，三棱 6 克，莪术 6 克，生大黄 3 克。

【用法】水煎服。每日 1 剂。

【功效】清热解毒，活血化瘀，行气破血。对于急性白血病患者出现肝脾肿大现象有良效。

3. 党参黄芪黄精汤

【配方】党参 20 克，黄芪 30 克，黄精 15 克，玄参 15 克，枸杞子 15 克，天冬 15 克，当归 15 克，紫草 9 克，墨旱莲 9 克，仙鹤草 9 克，黄芩 6 克，黄连 6 克，黄柏 6 克。

【用法】水煎服。每日 1 剂。

【功效】补中益气，凉血解毒，滋阴润燥。治白血病之气阴两虚型的患者。

4. 土茯苓白花蛇舌草汤

【配方】土茯苓 30 克，白花蛇舌草 30 克，山药 15 克，黄芪 15 克，代赭石 15 克，赤芍 15 克，半枝莲 15 克，太子参 12 克，白芍 12 克，旋覆花 9 克，佛手 9 克，山楂炭 9 克，鸡内金 9 克，莱菔子 9 克，枳壳 9 克，川楝子 9 克，甘草 9 克，三棱 6 克，薏苡仁 6 克。

【用法】水煎服。每日 1 剂。

【功效】清热解毒，益气生津，活血祛瘀。治慢性粒细胞性白血病之脾肾两虚瘀毒证。

5. 白花蛇舌草蒲公英汤

【配方】白花蛇舌草 30 克，蒲公英 30 克，金银花 30 克，生石膏 30 克，地黄 30 克，龟甲 24 克，鳖甲 15 克，白茅根 15 克，半枝莲 15 克，地骨皮 12 克，槐花 12 克，广犀角 10 克，牡丹皮 9 克，青黛 9 克，芦荟 6 克，柴胡 6 克，甘草 6 克。

【用法】水煎服。每日 1 剂。

【功效】清热解毒，滋阴潜阳。治急性粒细胞性白血病之温毒入营证。

第十节　膀胱癌

膀胱癌是我们生活常见的癌症，它属于泌尿系统类的疾病。

1. 白花蛇舌草龙葵汤

【配方】白花蛇舌草 30 克，龙葵 30 克，白英 30 克，土茯苓 30 克，蛇莓 15 克，海金沙 10 克，威灵仙 10 克，灯心草 3 克。

【用法】水煎服。每日 1 剂。

【功效】清热解毒，活血消肿，抗癌。适用于膀胱乳头状癌、移行细胞癌、鳞状细胞癌。

2. 金钱草汤

【配方】金钱草 60 克。

【用法】煎汤代茶饮。

【功效】清热解毒，通利排石。适用于膀胱癌尿滴不畅者。

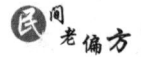

3. 败酱草金钱草汤

【配方】败酱草 30 克，金钱草 30 克。威灵仙 10 克，猪苓 10 克，王不留行 10 克，小蓟 10 克，茜草 10 克，赤芍 10 克，延胡索 10 克，炮山甲 10 克。

【用法】水煎服。每日 1 剂，2 次分服。

【功效】清热解毒，活血化瘀。适用于膀胱癌之症见压迫致尿少不通畅尿痛者。

4. 土茯苓金钱草汤

【配方】土茯苓 30 克，金钱草 30 克，白花蛇舌草 30 克，大蓟炭 15 克，地黄 15 克，瞿麦 10 克，扁蓄 10 克，车前草 10 克，泽泻 10 克，甘草梢 6 克，木通 6 克。

【用法】水煎服。每日 1 剂，2 次分服。

【功效】清热解毒，利尿通淋。适用于膀胱癌之症见疼痛，血尿或小便不利者。

5. 党参白花蛇舌草汤

【配方】党参 15 克，白花蛇舌草 30 克，黄芪 30 克，茯苓 30 克，桑寄生 15 克，女贞子 10 克。

【用法】水煎服。每日 1 剂，2 次分服。

【功效】清热解毒，补中益气。适用于膀胱乳头状癌之体质较差正气不足者。